无喉者居家康复指导手册

主编：庞艺施
第一副主编：邝德斌
第二副主编：李增宏

吉林科学技术出版社

图书在版编目（CIP）数据

无喉者居家康复指导手册 / 庞艺施主编. -- 长春：
吉林科学技术出版社，2022.4
ISBN 978-7-5578-9549-5

Ⅰ. ①无… Ⅱ. ①庞… Ⅲ. ①气管切开－护理－手册
②气管切开－康复－手册 Ⅳ. ①R473.6-62
②R653.09-62

中国版本图书馆 CIP 数据核字(2022)第 113996 号

无喉者居家康复指导手册

主　　编　庞艺施
出 版 人　宛　霞
责任编辑　赵　兵
封面设计　金熙腾达
制　　版　金熙腾达
幅面尺寸　185mm×260mm
开　　本　16
字　　数　374 千字
印　　张　6.75
版　　次　2022 年 4 月第 1 版
印　　次　2023 年 3 月第 1 次印刷

出　　版　吉林科学技术出版社
发　　行　吉林科学技术出版社
地　　址　长春市净月区福祉大路 5788 号
邮　　编　130118
发行部电话/传真　0431-81629529　81629530　81629531
　　　　　　　　　81629532　81629533　81629534

储运部电话　0431-86059116

编辑部电话　0431-81629518

印　　刷　三河市嵩川印刷有限公司

书　　号　ISBN 978-7-5578-9549-5
定　　价　58.00 元

无喉者居家康复指导手册

佛山市第一人民医院嗓音医疗中心医护人员 **联合编写**

主　编：庞艺施

副主编：邝德斌　李增宏

编　委：卢桂波　陈月娥　陈瑞开

图文编辑：庞艺施

内容审核顾问：王跃建　陈伟雄　朱肇峰　张剑利

康复运动示范模特：麦华婵

目　录

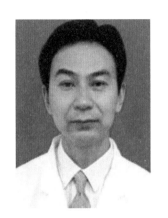

王跃建

无喉者是由于喉部恶性肿瘤或严重喉部外伤，为挽救生命不得不进行全喉切除。切除喉部器官后，无喉者丧失正常发声功能，必须依靠或利用声带以外的音源重新学习新的特殊方法发声，以解决言语沟通问题。术后无喉者由于丧失了正常的发声能力，从原来能说会道的人突然变成了"哑巴"，内心大受打击，生活也将随之发生巨大的改变。

佛山市第一人民医院耳鼻喉科于 2002 年 11 月 11 日成立佛山地区第一个，至今也是唯一的无喉者病友会——"佛山新声会"。该会以病友自助、互助、非营利为宗旨，医护志愿者全心全意为无喉者提供公益康复资讯及练习发声的辅导；定期进病房探访，鼓励病友战胜疾病，增强复声信心。志愿者曾多次组织病友与珠江、港澳地区多地无喉者联欢交流；多次举办无喉者复声工作坊，提供公益居家护理指导及复声教学；开通病友会微信群提供线上线下交流平台。通过多媒体平台医院官方网站，"佛山新声会"公众微信号，抖音、电视、报刊等传媒输送与无喉者康复科普相关资讯和复声活动资讯。无喉者由于疾病夺去发声说话的机会，如今在"佛山新声会"和其他志愿者的帮助下又能重新说话，找回自信，体现自我价值，重新融入社会参加工作，提高了生活质量，生活变得丰富多彩。

本手册凝聚了庞艺施同志 19 年来从事无喉者复声工作的心得和总结，内容涵盖了无喉者手术前后解剖结构改变、居家气管切开造口护理、术后口面部及肩颈部康复运动、术后营养饮食知识，无喉者常用的复声方法介绍及复声练习用的教材，汇聚了多位耳鼻喉科医生及专科护理人员参与编写。希望该手册能对无喉者居家康复有指导性作用，同时也诚意推荐给耳鼻喉专业、言语康复的医护同行做无喉康复指导的参考。愿每一位无喉者都能顺利复声。发展嗓音科学，关爱喉疾病患者！

王跃建

2021 年 5 月

无喉者是由于喉部恶性肿瘤或严重喉部外伤为挽救生命不得不进行全喉切除。无喉者术后失去喉部，丧失正常发声功能，必须依靠或利用声带以外的音源重新学习新的特殊发声方法发声，以解决言语沟通问题。术后无喉者由于丧失了正常的发声能力，从原来能说会道的人突然变成了"哑巴"，内心大受打击，其以后的生活也将随之发生巨大的变化。同时无喉者也因术后生理障碍的变化丧失鼻呼吸功能，出现嗅觉障碍，变得无法擤鼻。术后无喉者颈部中央有一个永久的气管切开造口，气道与外界空气接触，容易造成气管黏膜干燥、发炎。味觉和嗅觉功能下降。部分无喉者还可能出现吞咽困难的问题。术后无喉者身心受挫，同时担心无法复声说话被家人、朋友、同事歧视和遗弃，不被社会接纳。面临失业、疾病治疗和生活经济困难。有的无喉者意志消沉，精神萎靡，甚至不愿与外界接触交流，独自一个默默宅在家中郁郁寡欢地度过余生。这类情况大大增加无喉者出现焦虑抑郁，也不利于术后躯体的康复。

佛山市第一人民医院耳鼻喉科于 2002 年 11 月 11 日在全国劳动模范、耳鼻喉学科带头人王跃建教授的倡导下，经过耳鼻喉科资深专家李凤萍主任、陈伟雄主任带领下全科医护人员连同无喉者陈锡淡先生（佛山新声会第一届会长）共同的筹备和努力成立佛山地区第一个，至今也是唯一的无喉者病友会——

"佛山新声会"。是佛山市第一人民医院志愿者服务队属下护理志愿者服务分队下的子组织。提倡病友自助互助非营利为宗旨，医护志愿者全心全意为无喉者提供公益康复资讯及发声的辅导。为促进无喉者康复，医护志愿者及康复的病友定期到病房探访，鼓励病友战胜疾病、增强复声信心。志愿者曾多次组织病友与珠江、港澳地区多地无喉者联欢交流。多次举办无喉者复声工作坊，公益提供居家护理指导及复声教学；开通病友会微信群提供线上线下交流平台。通过多媒体平台医院官方网站，"佛山新声会"公众微信号，抖音、电视、报刊等传媒输送与无喉者康复科普相关资讯和复声活动资讯。截至 2020 年 12 月，18 年来志愿服务时数超过 6000 小时，党员志愿者占90%，提供公益志愿服务受惠的超过 20 000 人次。无喉者由于癌魔夺去发声说话的功能，如今在"佛山新声会"和其他义工的帮助下又能重新说话，找回自信，体现自我价值，感受到社会的关爱，重新融入社会参加工作，积极阳光生活。

2020 年初春，新冠肺炎病毒肆虐华夏大地，响应国家号召进一步落实防控工作，加强公共场所的管理，避免人员聚集，我们停止一切线下的公益复声活动。虽然疫情阻断了我们的相聚，但是没能阻挡医护志愿者帮助病患康复的心。2020 年 2 月我及医护志愿者们一直坚持不懈，耐心在线上为病友会的无喉者及家属解答居家护理及复声的疑问。利用网络平台每月 2 次公益分小组的线上复声教学。由于线上互动教学及体验不如线下的明显，无法通过触摸法融入教学中，大大增加教学的难度。我们克服种种困难，精心设计教学方案，充分利用家庭常用物品作引导教具增加无喉者复声学习的感知和理解。至 2020 年 12月 31 日，在线无喉者复声学习食道语复声成功率达

30%，电子喉复声成功率达90%。

编写此手册是总结了我从事19年无喉者复声工作的心得和经验分享。内容包含了无喉者手术前后解剖结构改变、居家气管切开造口护理、术后口面部及肩颈部康复运动、术后营养饮食知识，无喉者常用的复声方法介绍及复声练习用的教材的分享。其中无喉者现在常用的复声方法有食道语复声、电子喉（人工喉）复声、气动式喉头复声（小喇叭）、气管食道活塞瓣复声法。在广东地区无喉者以食道语及电子喉复声居多。由于通过食道语发声使无喉者不需要采用另外辅助工具获得发声，且能表达交流，不容易引人注目，经济实用，不受时间、地点的限制。食道语发出的声音较自然接近正常人发声，无喉者自信心彰显。该手册编写将侧重于食道语复声的介绍及教学心得分享。

在广东佛山地区，大部分无喉者是粤语体系的人群。在食道语训练的教学中，长久以来主要是应用原有普通话练习教材，在练习中无喉者感到困难，用普通话的声调及语素很不习惯，很拗口。这个是由于汉语作为一种声调语言，每一个音节的声调对字义有举足轻重的影响，同一个音节用不同的声调读出，其意义完全不同。如普通话/ma/音节，四个不同声调读出"妈""麻""马""骂"四个不同的字。同样，粤语六个声调念音节/si/，则是"诗""史""试""时""市""是"。同时地方文化的差异，普通话语素材料很多词语在佛山地区日常用得很少，甚至用不上。很大一部分无喉者年龄在50—70岁，文化水平比较低，初中以下学历大约占60%。对普通话教材语素的理解会听不会说，在练习中感到吃力，学习食道语的兴趣下降。此手册一大特色是根据佛山地区及其他地区母语是粤语体系（广府话）的无喉者编写粤语练习的教材，以方便无喉者使用及帮助无喉者理解，提高学习的兴趣及趣味性。

在此特别鸣谢香港大学教育学院言语及听觉科学部吴民华教授在无喉复声方法介绍部分编写的指导。感谢香港新声会多年到内地的病友会的交流和分享。感谢发声练习粤语教材部分对粤语正音正字审核的广东省广府文化研究会特约研究员刘晓刚老师。病患饮食指导部分得到广东省护理学会营养分会委员李巧云专科主管护师的参与和指导。气管切开居家护理篇章中许玉霞护士长、许贤芝主管护师的参与。图文示范中麦华婵护士的参与。最后感谢佛山市第一人民医院前任院长，全国先进工作者——王跃建院长为本手册写推荐序及大力支持，咽喉头颈外科李凤萍主任、陈伟雄主任、朱肇峰主任、张剑利主任、李增宏医生、周恺维医生、陈瑞开主管技师、邝德斌主管技师、卢桂波、陈月娥等多位资深的咽喉头颈外科专家的专业意见和参与修改编写。希望通过在此分享的内容能对无喉者居家康复有指导性作用，同时也提供给医护同行作无喉康复指导的参考。愿无喉复声技术能得到更进一步的发展，让更多病患得到康复。

庞艺施

2021 年 1 月

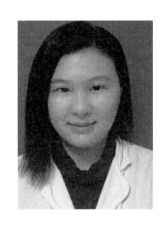

庞艺施，女，大学本科

·佛山市第一人民医院耳鼻喉科嗓音医疗中心

·从事言语治疗（技师）

·佛山市第一人民医院无喉者病友会"佛山新声会"执行干事

·中国康复医学会会员

·中国国际言语语言听力康复协会会员

·广东省残疾人协会无喉复声专业组委员

·广东省中西医结合学会嗓音专业委员会委员

·获"儿童嗓音探险"治疗 AIV 认证

·LSVT LOUD 国际认证

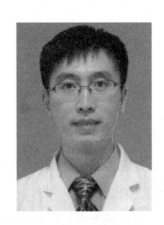

邝德斌 大学本科

· 佛山市第一人民医院耳鼻喉科嗓音医疗中心

· 主管技师

· 取得卫生部内镜培训基地耳鼻咽喉科内镜相关培训证书

· 佛山市护理学会消毒供应室专业委员会首届委员

· 获国家专利3项（第一发明人1项），在核心期刊中以第一作者发表论文1篇，非第一作者1篇。对耳鼻咽喉科常见疾病的辅助治疗、电子喉镜下良性小肿物摘除、咽喉部肿瘤活检手术有丰富的经验

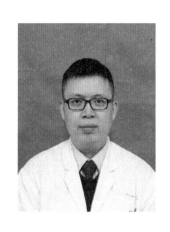

李增宏　医学博士

·佛山市第一人民医院耳鼻喉科嗓音医疗中心

·主治医师

·中国抗癌协会康复会头颈分会专家委员会青年委员

·广东省医师协会耳鼻咽喉科医师分会青年学组委员

·广东省基层医药学会耳鼻咽喉科专业委员会委员

·佛山市医学会甲状腺外科学分会委员

·主持广东省医学科研基金 1 项，以第一作者在 SCI 收录期刊中发表论文 6 篇

编委简介

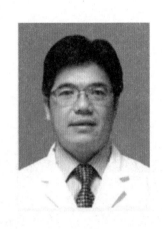

朱肇峰 主任医师

· 佛山市第一人民医院耳鼻喉科嗓音医疗中心主任

· 广东省残疾人协会无喉复声专业组委员

· 广东省中西医结合嗓音医学会委员

· 广东省医疗行业协会耳鼻喉头颈外科管理委员会委员

· 广东省医师协会睡眠医学专业医师分会委员

· 擅长各种咽喉疾病、嗓音疾病的内科及各功能性嗓音障碍治疗。各种咽喉疾病、嗓音疾病的喉显微外科手术治疗

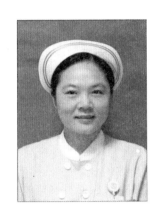

许玉霞 大学本科

· 佛山市第一人民医院鼻咽喉科护士长
· 副主任护师
· 广东省护理学会耳鼻咽喉护理专业委员会常务委员
· 佛山市护理学会眼耳鼻喉科护理委员会副主任委员
· 广东省康复医学会听力及言语康复分会第二届听力及言语护理康复专业委员会委员

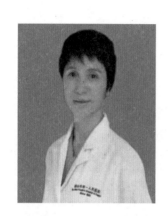

陈瑞开 大学本科

·佛山市第一人民医院耳鼻喉科嗓音医疗中心

·主管技师

·取得卫生部内镜培训基地耳鼻咽喉科内镜相关培训证书

·擅长喉科常见疾病的辅助诊断及治疗技术、电子喉镜下良性小肿物摘除、咽喉部肿瘤活检手术

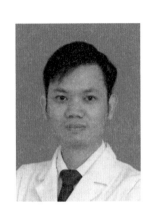

卢桂波 大学本科

· 佛山市第一人民医院耳鼻喉科嗓音医疗中心
· 技师
· 擅长各种喉镜下辅助诊断和治疗技术

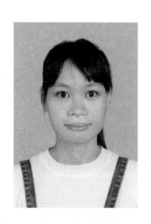

陈月娥 大学本科

· 佛山市第一人民医院耳鼻喉科嗓音医疗中心
· 技师
· 擅长各种喉镜下辅助诊断和治疗技术

第一章　喉全切除手术前后解剖

呼吸系统中喉是重要的器官，是呼吸通道的一部分，又是发音器官。喉位于颈前正中，舌骨下方，上接喉口通咽的喉部，下接气管韧带与气管相连。（图1-1）

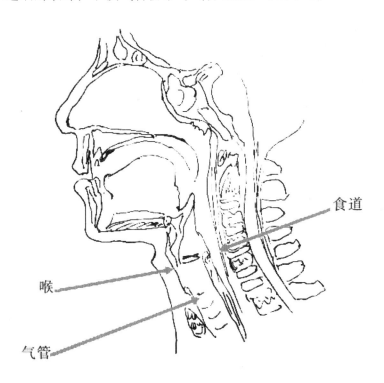

图 1-1　正常人喉部矢状面解剖示意图

由于喉部肿瘤或者严重喉外伤，为挽救生命不得不做喉全切除手术。日本《发声说话障疑学》第二版台湾版中对无喉者的定义是指经过手术（喉全切除术）处于无喉状态的患者。喉全切除手术后，喉部被摘除，呼吸通道改变。在进行喉切除的同时，颈前中央开一小口，气管直接和此切口颈前皮肤缝合，成为气管切开造口，形成新呼吸通道。空气直接经造口吸入气管、支气管到肺进行气体交换。（图1-2）

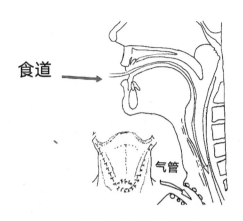

图 1-2 喉全切除术后矢状面解剖示意图

一、喉全切除术后的生理变化及对生活的影响

（一）呼吸气管系统

1. 丧失鼻呼吸功能：无法利用鼻子呼吸，无法加温、加湿和过滤空气。气流无法到达嗅上皮，无法正常擤鼻子，出现嗅觉能力下降或嗅觉障碍。

2. 气管切开造口呼吸：外界空气直接通过气管切开造口与气管黏膜接触，容易造成气道的干燥、发炎等。

3. 丧失喉头束勒功能：无法用力憋气，无法经口腔咳嗽、清痰。

4. 痰过多：手术前一般痰液可以通过喉部经口腔咳出。手术后全部的痰液经过气管切开口排出。分泌物也很容易黏附在气管切开口附近。平时无喉者要注意气管切开造口护理（在第八章"气管切开术后居家护理"有详细讲解）。

（二）吞咽及消化系统

1. 部分食物难以吃到：因为无法经过嘴巴呼吸，难以将热的食物吹冷，难以吸食面条。

2. 味觉异常：因为嗅觉能力的下降导致味觉的能力也出现下降。

3. 便秘的倾向：可能与难以用力憋气有关。

4. 食道出现狭窄的无喉者食物可能难以通过食道。

5. 食道语发音者有时候会因为吞咽太多空气而出现腹部胀气和经常放屁的情况。

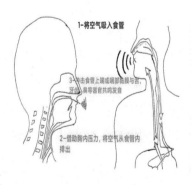

图 1-3 食道语发声示意图

二、发声系统的改变

　　健康人呼吸时，肺中的空气经支气管、气管到喉向外排出。说话时，往外流动的空气经过声门引起闭合的声带振动发声，此时声音经过喉、咽腔、口腔、鼻腔配合构音运动说话。在喉全切除手术后，喉被摘除，呼吸通道改变。颈前中央开一小口，气管直接和此切口颈前皮肤缝合，成为气管切开造口，形成新呼吸通道。患者无法正常通过喉部进行呼吸和发声。空气由气管切开造口吸入气管，通过支气管到达肺部进行气体交换。空气不能再经过口、鼻、喉到达气管，原有的嗅觉功能也随之消失，味觉功能减弱。在广东佛山地区的无喉者主要是晚期喉癌病患多见。男性病患居多。（图 1-4，图 1-5）无喉者失去发声器官，永久丧失声音，无喉者发声基本只能是用取代声带音源，即使无喉者能发音说话但在调节韵律和清晰度方面也会降低。

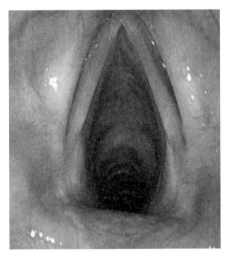

图 1-4 正常喉部声带

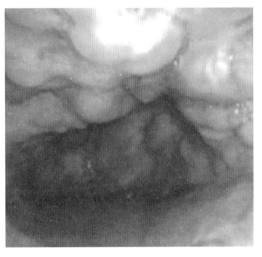

图 1-5 全喉切除术后

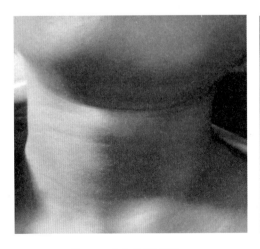

图 1-6 手术前的颈部

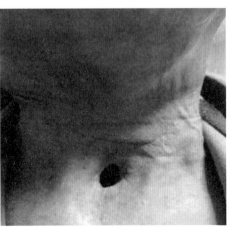

图 1-7 手术后的颈部

三、其他运动系统

颈部淋巴结清扫术后，部分无喉者如果出现副神经损伤，将会造成上肢难以举起，或者肩膀疼痛的情况。建议术后要做肩颈部的康复运动。（在第三章"肩颈部及呼吸康复运动"有详细讲解）。

（朱肇峰）

第二章　口部肌肉康复运动（简易版）

喉全切除术后进行口部运动，可预防误吸，为无喉者将来进行复声训练做准备。一般建议手术后 3 天可以开始在个人能力范围内做轻度的口部肌肉运动。术后 3 天开始每天一直坚持做，特别对术后需要接受放疗的病患尤其重要。

唇：

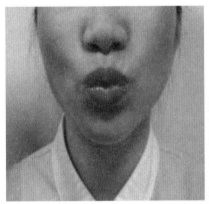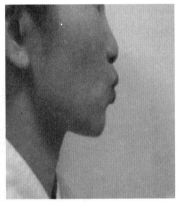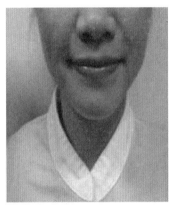

图 2-1-A

（1）圆唇展唇（图 2-1-A）：将双唇闭紧尽力向前噘起（噘唇）；将嘴角用力向两边伸展（咧唇）。反复进行 10 次。

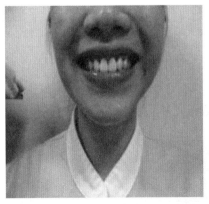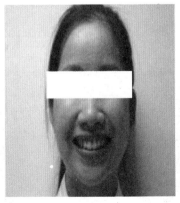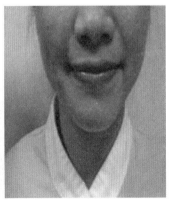

图 2-1-B

（2）闭嘴与龇牙（图2-1-B）：咧嘴露出牙齿，反复10次。

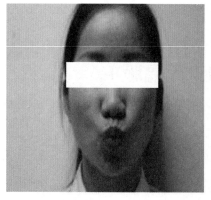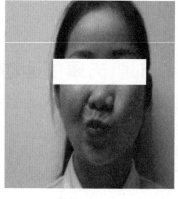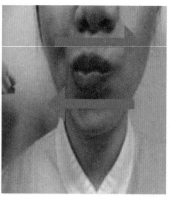

图 2-2

（3）撇（图2-2）：双唇后闭紧向前噘起，然后向左歪、向右歪、向上抬、向下压。每个动作10次。

（4）绕：双唇闭紧向前噘起，然后向左或向右做60度的转圈运动。转10圈。

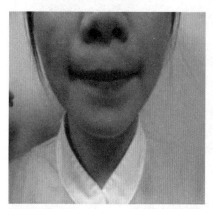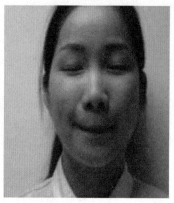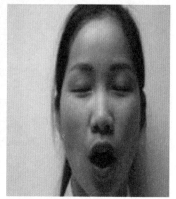

图 2-3

（5）喷（图2-3）：也称作双唇后打响，双唇紧闭，将唇的力量集中于后中纵线三分之一的部位，唇齿相依，不裹唇，阻住气流，然后突然连续喷气出声，发出 p、p、p 的音。连续练习3～5分钟。

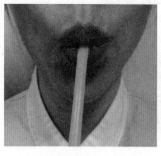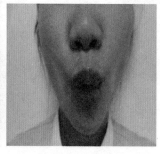

图 2-4　　　　　　图 2-5

（6）吸吮（图2-4）：可以想象在应用吸管或冰棒等做吸吮动作，每次10下。

噏腮（图2-5）：双脸颊往中间内收，定住10秒再放松，来回10次。

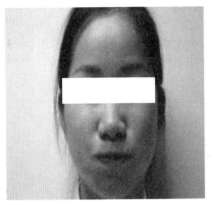 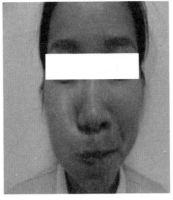 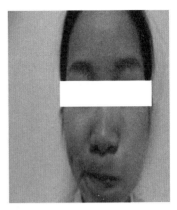

图2-6 　　　　　　　　　　图2-7 　　　　　　　　　　图2-8

（7）鼓腮（图2-6）：像吹气球一样，鼓起腮部。用力收紧腮部。交替进行，反复15～20次。运动过程中始终保持自然呼吸。

左右漱气（图2-7，图2-8）：鼓腮左右漱气，像漱口那样。左右来回各10次。

舌：

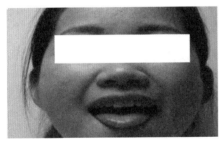 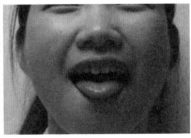

图2-9 　　　　　　　　　　图2-10

伸舌（图2-9）：张大口微笑露出上排8只牙齿，向前下方向自然放松伸舌10次。

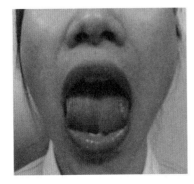 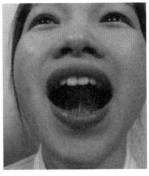 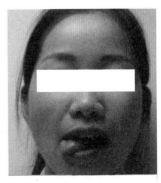

图2-11 　　　　　　　　　　图2-12 　　　　　　　　　　图2-13

图 2-11：舌尖尽量往舌系带方向舔，每次 10 下。

图 2-12：舌上抬，舌尖从上排牙齿内侧牙龈沿硬腭往悬雍垂方向舔，每次 10 下。

图 2-13：舌左右摇摆伴伸展 10 次。

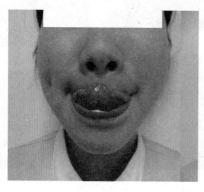 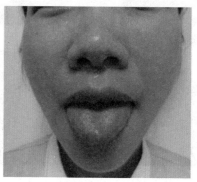

图 2-14   图 2-15

图 2-14：舌尖尽量往鼻尖方向伸舔，10 下。

图 2-15：舌头向前平伸和后缩交替，10 下。

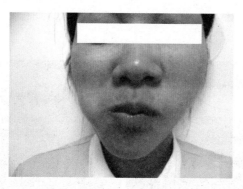

图 2-16

图 2-16 舌头左右顶腮，每次 10 下。

下颌

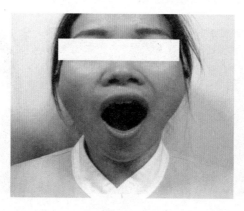

图 2-17

图 2-17：口尽量打开，做倒吸气动作，如打哈欠动作，每次 10 下。

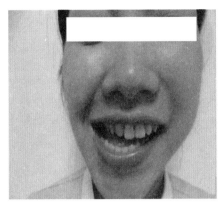 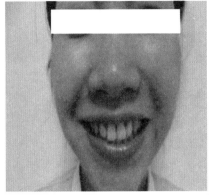

图 2-18 　　　　　　　　　　图 2-19

图 2-18：下颌左右咬合 10 次 。

图 2-19：龇牙 10 次。

（庞艺施）

第三章　肩颈部及呼吸康复运动

一、肩颈部康复运动

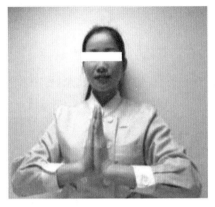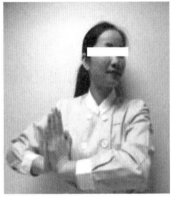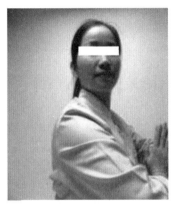

图 3-1

双手合十，水平放于胸前。右手掌用力往左手掌推并双手往左移动，头部由正中位慢慢往右转，定住 5 秒。之后头慢慢转回正中位置，手也慢慢移动到原来的位置。左手掌用力往右手掌推并双手往左移动，头部由正中位慢慢往左转，定住 5 秒。之后头慢慢转回正中位置，手也慢慢移动到原来的位置。左右如此交替 10 次。

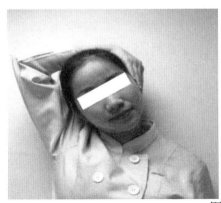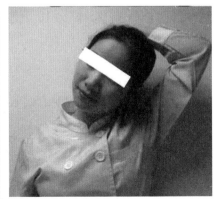

图 3-2

右手摸左耳，头往右稍侧，定住10秒，之后头回正中位置。左手摸右耳，头往左稍侧，定住10秒，之后头回正中位置。左右如此交替3～5次。

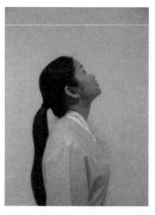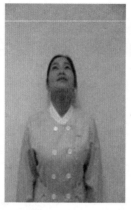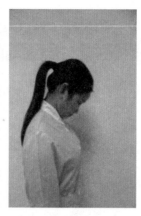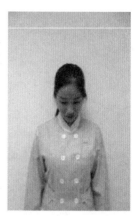

图 3-3

眼睛往上天花板方向看，慢慢抬头，以自己觉得颈部有紧绷感为限，定住10秒；之后眼睛往地的方向看，头部慢慢往下低头，下巴紧贴胸前壁，定住10秒，如此来回10次。

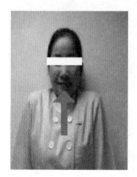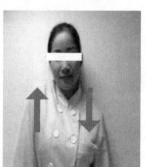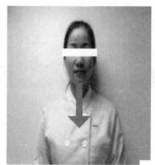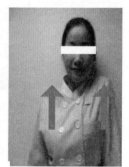

图 3-4

双肩同时上抬，定住5秒，后往下放松，放下肩部。刚手术7～14天后的病患可以进行左右单侧轮流抬肩练习。每次10下。

二、爬墙运动

面对墙壁，用双手或单手沿墙壁缓慢向上举，上肢尽量高举，再缓缓向下回到原处，反复数次。

对于手术中有做取胸大肌皮瓣修复的病患，大约术后10天（根据伤口情况而定）开始该运动练习，避免过量运动，根据个人身体情况完成。手在每次爬墙时的高度以自我感到绷紧时可把手放下，重新再做，每次10～15分钟。

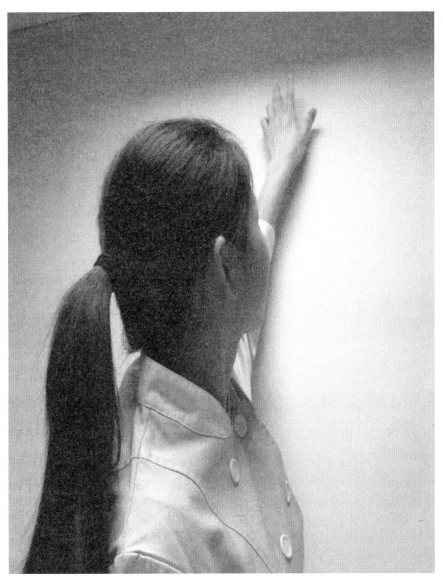

图 3-5

三、呼吸康复运动

腹式呼吸：吸气的时候深吸，肚子是鼓起的。呼气的时候慢慢呼气，肚子慢慢扁下去。来回做 10 个循环。

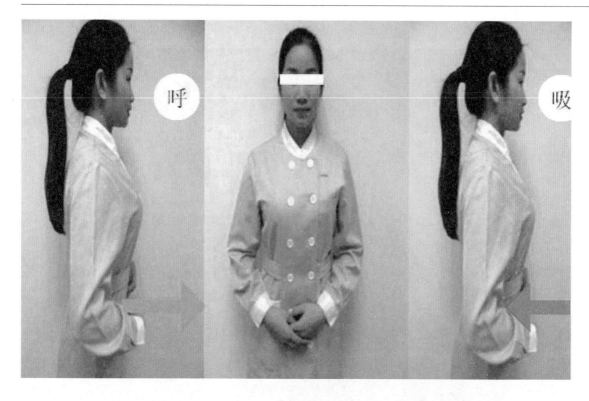

图 3-6

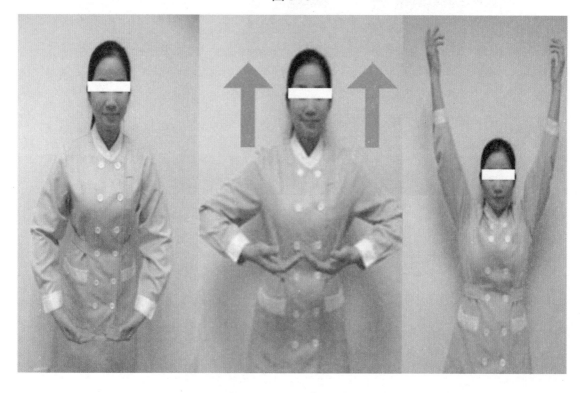

图 3-7

双手对称如抱大石头感觉。随双手不断抬高配合呼吸做吸气，双手举到头顶后想象把石头往外抛的感觉并发"hi"叹息样呼气。

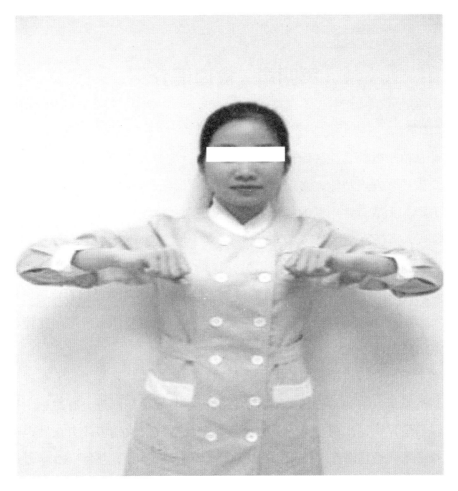

图 3-8

四、扩胸运动

双手半握拳，平行举到胸前，双手肘关节向外后方向拉伸，扩胸运动，每次 10 下。

（庞艺施）

第四章 食道语介绍

无喉者是由于喉部恶性肿瘤或严重喉部外伤，为挽救生命不得不全喉切除，术后失去喉部，丧失正常发声功能，必须依靠或重新学习新的特殊发声方法发声以解决言语沟通问题的人群。无喉者常用到的复声方法有食道语、电子喉（人工喉）、气动式喉头发声法（小喇叭）、气管食道活塞瓣发声法。在广东地区无喉者以食道语及电子喉复声居多。通过食管语发声可使无喉者不需要采用另外辅助工具获得发声，方便表达情感，不容易引人注目，经济实用，不受时间、地点的限制。但不少无喉者总是担心食道语很难掌握，需要花费练习的时间较长，会让复声之路遥遥无期，会对身体有危害。此篇将向大家详细介绍食道语复声的方法。

在无喉者学习食道语发声前，医护人员或言语治疗师会充分了解无喉者是否有学习食道语复声的动机及决心。告知无喉者学习食道语需要循序渐进，有耐心，持之而恒地练习。切忌心急浮躁，采用过急的暴力康复，避免造成二次伤害或者在发声过程中出现抬肩、伸脖子等代偿性动作。根据佛山无喉者病友会"佛山新声会"19年复声活动中的经验所得，一般术后如无须放射治疗，无食道狭窄，未做胃部上抬式，无吞咽困难情况，构音器官完好，身体及理解认知较好的无喉者最快 2～10 周可以用食道语短语及简单的句子发声交流。当然也有存在个体差异的情况，具体情况需要因材施教，制订个体化的教学及训练方案。对于需要放疗治疗及有做胃部上抬术式的无喉者早期训练的重点先放在口部康复运动、肩颈部康复运动、呼吸运动及食道语入气排气、构音运动等，不急于短期内马上发声。

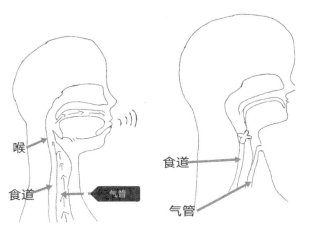

图4-1 正常呼吸示意图　　　图4-2 无喉者呼吸示意图

一、食道语原理

正常人发声说话需要动力器官、振动器官、共鸣与构音器官共同完成。呼吸器官为动力器官，是发声的动力来源。声带是振动器官，在嗓音形成中最为重要。共鸣器官包括胸腔、咽腔、口腔及鼻腔等。构音器官包括舌、唇、腭等。当从肺部出来的空气振动声带经过共鸣器官，包括喉头、咽腔、口腔、鼻腔等，能把声音放大，通过构音运动的配合产生声音。

作为无喉发声的一种，食道语（亦称食管发声）的基本原理是：首先使食管储存一定量的空气，然后借助胸腔内压力将空气从食管内逼出，冲击食管上端或咽腔，构音运动配合而发出声音。

食管发声的生理过程可分两个阶段：第一阶段是空气进入食管的过程。开始时，舌骨以上的肌肉如颏舌骨肌、下颌舌骨肌和二腹肌收缩以压缩咽腔，并牵拉环咽肌使食管口（上食管括约肌）放松，同时隔肌和腹肌运动使胸腔内造成负压，促使食管张开，将空气引入到食管上端，这是一种自主性动作。第二阶段是排气发声，这时食管壁肌肉收缩，使空气振动形成"新声门"，发出声音，再经过咽、鼻、口、舌、齿及唇的加工就形成了食管音。

食管发声时，空气进入食管上端。食管最上端就是食管和咽腔的连接处，称它为咽食连接段，简称咽食段。咽食段的上方即咽腔（还可以包括口腔和鼻腔）中的空气压力大致等于外面的大气压力。另外，因为咽食段本身为上食管括约肌的一部分，静止时是紧密收缩着的，有一定的肌肉张力，不允许空气进入，内壁之间的压力高于大气压，通常称为正压。咽食段以下是食管本体，平时是瘪塌着的，内壁的压力低于大气压，称为负压。如果没有紧闭着的咽食段，则口、鼻、咽腔中的空气就会畅通无阻地进入处于负压状态的食管内。现在由于咽食段紧闭，空气无法进入，因此，能否冲破咽食段这个障碍就成为能否进气的关键。克服咽食段阻力的办法通常有两种：一种是通过主观意识，辅以一些动作，主动使咽食段松弛、打开，让空气通过。另一种是提高口腔中的空气压力，进一步减降食管本体段中压力，使咽食段的上、下方形成更大的压力差，以冲破咽食段的紧闭状态。对于这两种办法，现时临床中比较常用的就有两种进气办法，即吸气法（抽吸法）和改良吞咽入气法（注入法）。

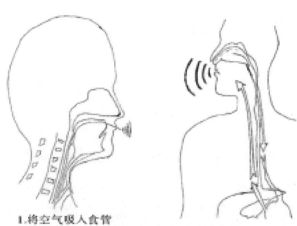

1.将空气吸入食管
2.借助胸内压力，将空气从食管内排出
3.冲击食管上端或咽部黏膜与舌、牙齿鼻等器官共鸣发音

图 4-3 食道语原理图

（一）吸气法（抽吸法）

吸气法的中心任务是放松咽食段，使咽腔中处于大气压力的空气顺利进入处于负压状态的食管。原理是吸气时胸廓扩大，食道内也会形成负压，口、鼻也会同时吸入空气，然后进入食道内。放松咽食段可以通过以下步骤达到：

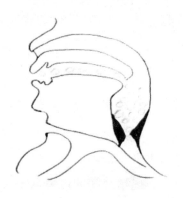

图 4-4 吸气法（抽吸法 1）
猛力吸气，咽腔吸入大量空气

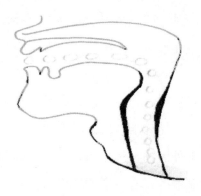

图 4-5 吸气法（抽吸法 2）
胸腔、食管内加大负压，空气吸入食管

1. 做一系列的放松动作。这些放松动作使精神首先得到松弛，并使外部各有关器官如头、颈、肩、面颊和舌等得到放松。这种整体性的和局部有关器官的双重放松，能影响神经对咽食段的控制，促使咽食段松弛。

2. 想象在口或鼻、咽、食管之间有一条通道敞开着，吸气时空气能畅通无阻地通过。意念活动要配合动作一起进行，做法是一边用鼻嗅吸空气或用嘴吸吮空气，一边想着通道开敞着，空气在进去，以此来达到打开气道和快速吸气的目的。这一做法是基于"自动响应"的机制。这种机制在术前是可能出现的，虽然术后根本不可能通过口鼻吸气入肺。但这样的动作有可能产生所希望、所需要的动作形式来达到下面的目的，即咽食段能随人的主观意识而开闭松紧。可以加进一些身体动作以促进咽食段的打开，如使下巴前伸、把头向后猛拉和猛力抽吸空气等。但这要非常小心，一旦依靠这些代偿动作达到目的，就应该立即把这些动作彻底去掉。每次练习全身要放松，先做（1）；再做（2）；最后做（3）；并保持（4）意念和精神的放松。这就是吸气法的基本步骤。

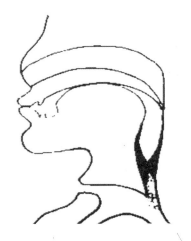

图 4-6 吸气法（抽吸法 3）
吸气完毕，咽食管段入口闭合，
空气在食管上端准备排气

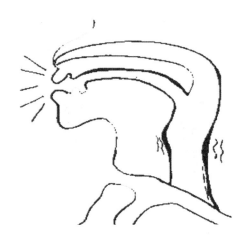

图 4-7 吸气法（抽吸法 4）
加大腹压、横膈上抬、排气，冲开咽食管段口，
空气振动黏膜发声

（二）改良吞咽入气（注入法）

要造成口、咽腔的高压，同时也进一步降低食管内的负压，形成高压向低压强行灌注的局面，冲破咽食段的壁。如图 4-8 至图 4-12，即假定和吸气法的起始状态是一样的，口腔存入气体舌尖顶着上颚，舌面逐渐紧贴上颚，舌头如波浪般向后推，空气挤进食道上方。

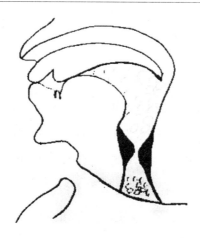

图 4-8 改良吞咽法（注入法 1）
将空气封闭在口腔内，舌尖顶住上腭，
软腭紧贴咽壁，向后下方挤压空气

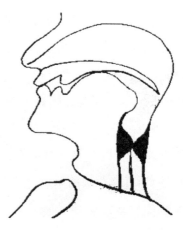

图 4-9 改良吞咽法（注入法 2）
舌头如波浪般向后推，继续挤压，
加大空气密度和压力，准备冲开咽食管段入口

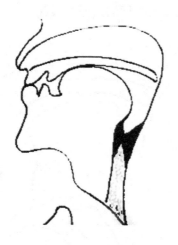

图 4-10 改良吞咽法（注入法 3）
有的人可借助舌根辅助向后压缩空气，
帮助加大空气压力，冲开咽食管段

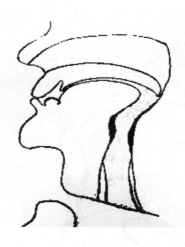

图 4-11 改良吞咽法（注入法 4）
咽食管段被冲开，进入食管上端

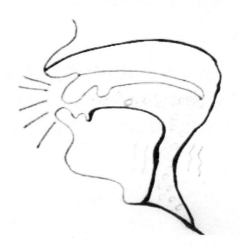

图 4-12 吞咽法（注入法 5）
空气进入食管上端后，咽食管段闭合，准备排气。
可通过加大腹压，横膈上举排气，冲开咽食管段口，
空气冲击黏膜发声

CT 矢状面在发元音 /a/ 时正常人群发声与言语治疗师食道语发声口腔、咽腔及食道的情况。

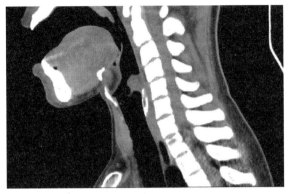

图 4-13 正常人发 /a/ 音

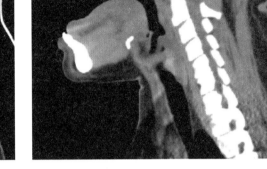

图 4-14 言语治疗师食道语发 /a/ 音

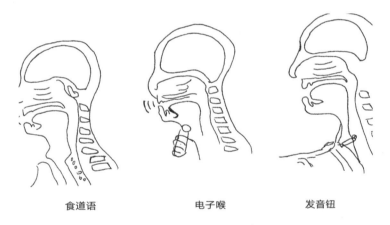

| 食道语 | 电子喉 | 发音钮 |

图 4-15 三种发声法示意图

（三）食道语、电子喉、气管食道活塞瓣（发音钮）发声区别[①]

表 4-1

		电子喉发声	食道语发声	气管食道活塞瓣复声法（发音钮）
音源	振动声音源	振动膜	"新声门"——咽食段	新声门
	原动力	电力能源、电池	从口鼻吸入食道空气	呼气
	振动音源的传送	经过颈部→脸部皮肤送达到咽腔、口腔	从"新声门"传到咽腔及口腔	从"新声门"传到咽腔及口腔
		电子喉发声	食道语发声	气管食道活塞瓣复声法（发音钮）

①［日］熊仓勇美，今井智子：《发声说话障碍学》，苏珮甄译，合记图书出版社 2015 年版。

（续表）

声音特点	音质	机械声音，不自然	粗糙	粗糙
	音量	能发出较大声音	有限	有限
	音高调节	机械调节	有限的，多少能够调节，有个体差异	有限的，多少能够调节，有个体差异
	持续性	可	短	可
	男女差别	无	无，声音变低沉	无，声音变低沉
	抑扬顿挫	单调、平板，有机械型可挑拨方式调节，比较有限	多少能够调节，有个体差异	多少能够调节，有个体差异
	说话声音异常	机械式发音，异常度高	比较接近自然声音，有个体差异	比较接近自然声音，有个体差异
选择复声或者不适合选择复声方法的注意点	不利于复声或者不适合选择复声方法的情况或者症状	听力不佳，大脑高等功能、认知障碍、手指精细动作欠佳。如头部、面部皮肤浮肿及硬化将造成振动音源从头部、脸部传送到咽腔、口腔、不适宜选用	听力不佳，大脑高等功能、认知障碍；假牙不适合等口腔问题；食道狭窄	听力不佳，大脑高等功能、认知障碍、手指精细动作欠佳。慢性肺病等呼吸功能障碍问题，咽食道痉挛。安装发音管切开造口过大或者过小
其他	学习时间	短期内学会	学习时间长、部分难以掌握、部分还可能无法学会。存在个体差异	可短期内学会
	手使用	需要	不需要（部分人群可能须仰颈部）	大部分需要（使用阀门发音钮有部分人不需要用到手）
	费用	需要费用，需要自行购买电子喉	不需要费用	需要一辈子付出费用（更换发音管或者发音钮）
复声方法优缺点汇总	优点	短期内学会	学会后，声音清晰度高，保持自然声音，随时都能使用	可短时间学会，声音清晰度高，保持自然声音
	缺点	需要充电。必须随身携带，一定用到一只手。声音单调，难以发出抑扬顿挫的声音。机械声音，听起来很不自然。手拿电子喉非常显眼。无法突然使用。较难发出摩擦音	较难学会。发声持续时间短。音量小。声音低沉。随着年龄增长后音质可能会恶化。部分存在过度换气、腹部膨胀感、放屁等问题	一辈子都要付出费用，时常保持发音管或者发音钮口清洁。定期回医院复诊。发声时候要用一只手堵住气切孔。（使用阀门发音钮有部分人不需要用到手）留置发音管口周围有长肉芽风险。分流部位可能有坏死风险。唾液或水分可能从食道漏到气管，有感染的可能性

（庞艺施）

第五章　无喉者发声练习教材（普通话／粤语）

一、普通话

（一）声母练习

b	p	m	f	d	t	n
波	坡	摸	佛	得	特	呢
l	g	k	h	j	q	x
勒	哥	科	喝	鸡	七	吸
zh	ch	sh	r	z	c	s
知	吃	诗	日	资	雌	思

（二）韵母练习

a	o	e	i	u	ü
啊	欧	鹅	衣	乌	鱼
ai	ei	ui	ao	ou	iu
爱	诶	围	凹	欧	邮
ie	üe	er	an	en	in
椰	月	耳	安	恩	音
un	ün	ang	eng	ing	ong
蚊	云	盎	鞥	英	嗡

（三）四声调练习

例子：啊啊啊啊，巴拔把爸，多夺朵剁，妈麻马骂，

压牙雅呀，科壳渴课，吸习喜戏，锅国裹过，

吃迟尺赤，稍勺少哨，七骑起弃，挖娃瓦袜。

（四）二字词语练习（例子）

爸爸 妈妈 宝宝 杯子 孩子 呕吐 复诊 血压

门诊 挂号 多少 吃饭 刷牙 洗脸 咳嗽 咳痰

睡觉 坐车 医院 说话 买菜 超市 别扭 定期

血糖 梳头 穿鞋 放假 假期 工作 儿子 女儿

（五）三字词语练习（例子）

去上班 去买菜 耍赖皮 菜市场 吃早餐 谢谢你

打电话 多少钱 学说话 看电视 坐汽车 买车票

去逛街 穿衣服 煮面条 吃包子 喝豆浆 晒太阳

下大雨 做晚饭 出租车 食管音 幸运儿 高血压

（六）四字词语练习（例子）

一表人才 身体健康 开门大吉 出入平安 五花八门

好好学习 天天向上 马到成功 半途而废 花好月圆

天伦之乐 幸福美满 十全十美 两袖清风 八面威风

三头六臂 江山如画 相亲相爱 春风满面 大爱无疆

（七）常用短句（例子）

你好吗？

吃饭了吗？

谢谢你。

不客气。

今天去哪儿玩？

明天去医院复诊。

下午去菜市场买菜。

上班路上注意安全。

准备做晚饭。

大清早，做晨练。

二、粤语

（一）单字练习

/b/ 音：煲 冰 饼 波 杯 北 比 笔 笨 表 八 鼻

/d/ 音：灯 东 单 大 刀 地 豆 胆 凳 道 都 电

/p/ 音：皮 被 抛 袍 屁 漂 爬 评 瓶 潘 彭 胚

/s/ 音：鼠 石 西 沙 星 先生 笑 树 所 叔 雪

/f/ 音：花 火 快 佛 肥 分 饭 灰 烦 发 风 虎

（二）二字词语练习（例子）

肚饿 夫妇 瞓觉 经过 感谢 计较 自己 鸡鸭 饼干 饮茶 口渴 加减 感冒 紧急 皮肤 衣架 放假 干蒸 烧卖 虾饺 今日 房间 厨房 指甲 骨骼 公交 门诊 急救 大叫 尊敬 打劫 清洁 卫生 咳嗽 咳痰 蛋糕 雪条 药膏 落雨 打风

（三）三字词语练习（例子）

唔该晒 云吞面 食早餐 去边度 睇电视 饮早茶

去行街 返乡下 睇医生 几多钱 煮饭食 好方便

返屋企 去返工 搭地铁 打电话 马上嚟 唔该你

唔算数 几点钟 九点啦 起身喇 学讲话 食道语

对唔住 搭公交 星期五 便利店 唔客气 多谢你

（四）四字词语练习（例子）

锦上添花 古灵精怪 雪上加霜 大吉大利 一本万利

恭喜发财 事半功倍 身体健康 一毛不拔 半途而废

自言自语 马到功成 天南地北 自相矛盾 车水马龙

人来人往 近朱者赤 花开富贵 斤斤计较 努力学习

（五）常用短句（例子）：

你好吗？

吃饭未？

多谢你。

唔好咁客气。

今日去边度玩？

听日去医院复诊。

下午去菜市场买餸。

上班路上注意安全。

准备煮晚饭。

晨咁早去晨运。

（六）粤语（广府话）俗语

b/ 扮嘢 爆棚 搏懵 搏乱 百足

半夜 稟神 巴闭 霸道 拜师

摆乌龙 白撞的 包顶颈 搏到尽 保你大

煲燶粥 半条命 半桶水 表错情 波罗鸡

扮鬼扮马 把口唔修 半夜鸡啼 崩嘴茶壶 玻璃夹万

本地状元 跛脚鹩哥 摆明车马 八卦新闻 煲电话粥

p/ 扑飞 扑水 拍拖 扒手 旁边

皮肤 频繁 批发 浮面 普洱

拍心口 拍硬档 拍乌蝇 抛浪头 派街坊

拍得住 碰埋头 炮仗颈 赔汤药 抛生藕

皮光肉滑 破财挡灾 皮黄骨瘦 盆满钵满 棚尾拉箱

嫖赌饮吹 普天同庆 排山倒海 被铺蚊帐 普罗大众

m/ 唔好 唔该 咪拘 冇解 跍墩

乜嘢 埋单 唔得 埋堆 孭镬

卖大包 唔忿气 唔紧要 唔等使 唔得闲

唔够喉 扯猫尾 唔得切 冇数为 冇眼睇 剥花生

唔抵得颈 唔多唔少 唔嗲唔吊 唔经唔觉 唔怪之得

乜头乜路 面懵心精 望天打卦 满天神佛 无端白事

f/ 奉旨 佛山 风水 肥佬 瞓觉

发财 番鬼 火滚 苦瓜 飞仔

化骨龙 发噏风 发花癫 分分钟 放飞机

放白鸽 放声气 火遮眼 放葫芦 发牙痕

飞擒大咬 飞天蠄蟧 肥尸大只 分甘同味 火红火绿

阔佬懒理 风生水起 风头火势 风凉水冷 佛都有火

d/ 掟煲 度水 抵惜（锡） 抵赞 打趸

大佬 得敕 斗令 大佬 大泉（旧）

大头虾 大粒野 大花洒 打斧头 抵得颈

对唔住 大食懒 大阵仗 得把口 得啖笑

腾（戥）穿石 顶硬上

大声夹恶 大癫大废 大吉利事 吊起嚟卖 袋袋平安

怗（掂）过碌蔗 的而且确 拽床拽席 扚（啲）起心肝

独食难肥

t/ 睇死 睇水 睇数 睇衰 剃头

通水 偷鸡 偷食 听话 天光

贪得意 僆（叹）世界 铁嘴鸡 陀陀拧 托手踭 托大脚

劏死牛 天开眼 睇住嚟 听讲话 头耷耷 跳楼货

贴身膏药 天时暑热 条气唔顺 同捞同煲 挑通眼眉

睇见眼智（冤） 听出耳油 田鸡过河 通天老倌 台台凳凳

/n(ng)/ 喦倾 屙尿 奀嫋 噷嘢 谂头 扭计

恶人 蕹菜 脑囟 安乐 外甥 鹅肠

拧歪面 拗手瓜 耐不耐 谂缩数 牙擦擦

牙齿印 牙斩斩 喦心水 捱眼瞓 硬渐（晒）舦

男人老狗 捱更抵夜 眼见心谋 挨年近晚 眼见心谋

岌头岌髻 眼阔肚窄 硬心硬肺 恶死睩瞪 牛嚟牡丹

l/ 烂劦（叻） 领嘢 啰胆 老婆 落闸

癫痫 捹（捩）埋 老头（豆）

啦啦声 烂瞓猪 烂头蟀 （笠）高帽 老奀茄 劦（叻）唔切

嚟得切 流口水 捰（攞）嚟搞 捰（攞）嚟贱 捞唔埋

两公婆

捹（捩）屎上身 立定心水 临急开坑 甩皮甩骨 老猫烧颈

理佢咁多 流离浪荡 零零林林 老火靓汤 临急临忙

g/ 搞怙（掂） 搞笑 古老 几大 隔夜

讲数 干塘 奸狡 几系 鬼崛（马）

搞搞震 搅屎棍 鸡啄脚 计我话 几咁闲

滚搅晒 滚热辣 噉又系 劲到爆 赶唔切

讲咁易 估唔到

家头细务 隔离饭香 鸡手鸭脚 见招拆招 鬼杀咁嘈 狗咬狗骨

工多艺熟 滚水渌脚 讲话有骨 讲开又讲 干手净脚 古老石山

k/ 契弟 企埋 舅父 箍煲 拳头 乾坤

穷人 契仔 骑呢 骑缝 拳套 可爱

企乜（歪）啲 穷到燶 企喺度 骑呢怪 骑角马

骑单车 企定定 契家佬 企起身 穷秀才

骑牛搵马 裙拉裤伤（甩） 箍头揽颈 企埋一边 骑牛搵牛

拳头无眼 企埋一角

h/ 喊惊 好行 寒露 口贱 好勃

下巴（扒）下流 系啦 开心 好命

闲闲地 行得埋 乞人憎 合眼缘 好少理

好相与 系噉话 系噉先 口轻轻 好地地

下流贱格 行行企企 咸鱼翻生 系威系势 系咁上下

险过剃头 墟巴嘈闭 口同鼻拗 开讲有话 好人好姐

q/ 迟下 迟嚟 穿煲 切肉 清高 潮水

称呼 切菜 潮流 迟到 程度 浅水

千千声 前嗰牌 程咬金 潮流兴 潮州佬

千层糕 青头鸭 青哗哗

癫饮癫食 似模似样 千祈唔好 前世唔修 穿柜桶底

千拣万拣 埕埕塔塔 瓷不抵瓦 清捞白煤 穿金戴银

z（1组）/赚衰 逐啲 重兼 早晨 早响（唞） 重估

执鸡 择日 揸正 撞板 最多 精乖

揸鸡脚 诈假意 诈唔知 借尿遁 走伤（甩）身

周身痕 执包袱 执到正 执手尾 精出骨

走漏眼 撞手神

揸颈就命 诈傻扮懵 走夹唔唞（哟） 坐定粒六 周身八宝

周时无日 浸过咸水 姐手姐脚 做作手脚 走走趯趯

z（2组）/ 猪𦟌 猪红 贱人 贱格 整定 知道

招戠（积） 整蛊 至多 猪栏 至好 知微

之唔系 整色水 朱义盛 煮重米 蒸生瓜

之不过 朝头早 知唔知 诸事丁 煮饭仔

猪笼入水 支支整整 滋油淡定 知悭识俭 积积埋埋

指天𨇄（督）地 沾寒沾冷 至好唔系 照版煮糊 整蛊作怪

知微麻利 猪朋狗友

c/ 插水 叉烧 擦鞋 唱衰 茶楼

差啲 贼仔 踩到 出招 吹胀

踀（踏）错脚 柴哇哇 踩地盘 扯（车）大炮 撑台脚

扯猫尾 炒鱿鱼 长气袋 吹唔胀 坐稳车

睬佢都戆 砌生猪肉 亲力亲为 青靓白净 除笨有精

初嚟报到 吹须睩眼 粗口烂舌 嘈喧巴闭 充大头鬼

s/ 衰鬼 松的 数数 寿星 手睜（瓜）

蛇王 晨早 心水 新鲜 死火

耍花枪 沙沙滚 耍太极 三脚猫 三只手

生草药 写包单 湿湿碎 使横手 擞（㩚）心机

沙尘白霍 砂煲兄弟 沙哩弄铳 砂煲罌罉 煤熟狗头

三尖八角 三口六面 三唔识七 十五十六 心知肚明

心大心细 蛇头鼠眼

y/ 一度 一啖 一戙 人嚟 有乜

有计 日头 有冇 奄尖（醃尖） 热气

一把火　一脚踢　夜游神　有得谂　一㧱云　道道（嘟）贡

油炸蟹　一碌蔗　一镬粥　一头烟　饮水尾　一㧱饭

惹屎上身　一家大细　一眼关七　一拍两散　饮头啖汤

人多口杂　人头猪脑　人细鬼大　有理冇理　有纹有路

易过借火　慈胖（冤崩）烂臭　道（嘟）身道（嘟）势

也文也武　一头雾水

w/ 话落　话嚟　还神　揾食　混吉

乌龙　为食　横手　话事　横财

话咁易　话之佢　话唔定　玩出火　揾老亲（衬）　葫芦王

揾着数　为食猫　揾周公　会错意　屈尾十　为得过

话口未完　话头醒尾　话冇咁快　乌灯黑火　乌哩单刀

胡须笃凸（勒特）　胡哩马茶（马权）　画耳上墙　揾食艰难

画花口面（画花面猫）

广州话俗语：

1. 啊崩叫狗，越叫越走。

2. 啊茂整饼，冇个样整个样。

3. 玻璃夹万，有得睇冇得使。

4. 搏一搏，单车变摩托。

5. 半桶水，冇料又认叻（叻）。

6. 长命工夫长命做。

7. 财多身体弱，钱多瞓唔着。

8. 大暑小暑，有米懒煮。

9. 大只累累，跌落坑渠。

（七）古诗

咏鹅

—— 骆宾王

鹅，鹅，鹅，曲项向天歌。

白毛浮绿水，红掌拨清波。

春晓

——孟浩然

春眠不觉晓，处处闻啼鸟。

夜来风雨声，花落知多少？

回乡偶书

——贺知章

少小离家老大回，乡音无改鬓毛衰。

儿童相见不相识，笑问客从何处来。

登鹳雀楼

——王之涣

白日依山尽，黄河入海流。

欲穷千里目，更上一层楼。

望庐山瀑布

——李白

日照香炉生紫烟，遥看瀑布挂前川。

飞流直下三千尺，疑是银河落九天。

静夜思

——李白

床前明月光，疑是地上霜。

举头望明月，低头思故乡。

游子吟

——孟郊

慈母手中线，游子身上衣。

临行密密缝，意恐迟迟归。

谁言寸草心，报得三春晖！

悯农

——李绅

锄禾日当午，汗滴禾下土。

谁知盘中餐，粒粒皆辛苦。

（庞艺施 刘晓刚）

参与编写作者简介： 粤语正音正字部分审核——刘晓刚老师负责。刘晓刚，广州人。广东省广府文化研究会特约研究员。广府文化推广微信公众号"粤华楼""广韵刘声"内容创作及音频主讲员。

第六章 无喉者食道语复声心得分享

一、练习中常遇到的问题

1. 无论是选择哪一种复声方法，术后的口部肌肉运动及肩颈部康复运动对预防和减轻无喉者日后出现吞咽障碍、肩颈僵硬的情况都重要，可以说是贯穿术后病患整个康复过程及往后生活，同时有利于无喉者复声构音运动和改善发声清晰度。

2. 初期无喉者常对学习排气和入气方法感到困难。可以让无喉者把手放下颌部做吞咽动作，感觉吞咽时候舌骨移动。通过喝水或苏打水、汽水，增加理解入气感觉。

3. 当无喉者空气进入口腔，关闭嘴唇，以舌尖轻顶上颚，做吞咽动作。空气进入食道后，立即做收腹动作（利用膈肌力帮助），同时软腭及舌根复原位，食道内气体（小气泡）就会自下而上排出，冲击食道咽部黏膜使其振动，发出如打嗝的声音。可通过喝汽水后出现的嗝逆，帮助无喉者找到食道发音的感觉。有做胃上提手术或食道狭窄、吞咽困难、放疗喉肩颈部或下颌部皮肤肌肉僵硬的学员学习会有一定难度及影响。

4. 错用口腔音发声：所谓的口腔音是利用颊壁和旁边的牙龈空间以及硬腭与舌头的空间振动空气而发出的声音。这类情况应该尽快纠正，让无喉者用正确食管发声音。如出现口腔音代偿发声情况严重，建议无喉者短暂停止食道语发声 3 ~ 4 周，先用书写沟通或者用电子喉复声过渡，其后再重新学习食道语发声。

5. 口与肺部（经气管切开造口呼气）同步，错用气道推气体发声：重新练习入气食道，气体经过食道推出冲击黏膜发声。可以利用吹哨子或长龙笛让无喉者理解和感觉气体是从口腔冲出，如图 6-1、图 6-2；同时也可以练习口腔容纳气量和膈肌弹跳力量。可以在吸气时候，口腔保持半打哈欠状态和感觉，膈肌持续支撑，放松咽食段，软腭抬举，任由自然口排气。

6. 出气发声练习时先从练习元音开始（a o e i u ü）。可以先单一音练习"a 啊"经过多次反复练习，一般每天累计 500 个。单元音熟练后可以在连续 2 ~ 3 个元音（啊啊 – 啊啊啊）甚至是 4 ~ 5 个元音的练习。同时，做单元音延长音的练习，每天累计 100 个，增加入气量和时长。稍后便是各个元音搭配的练习（a-o，a-u，a-o-i，a-o-e-i）等。通过数数或日常生活用语渐渐由两字词语到三字、四字词语过渡练习。也可在词语发声连贯流畅下增加日常生活句子练习。（详情可以参考第五章）

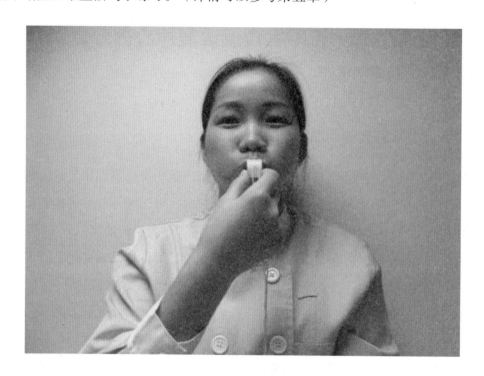

图 6-1 吹哨子

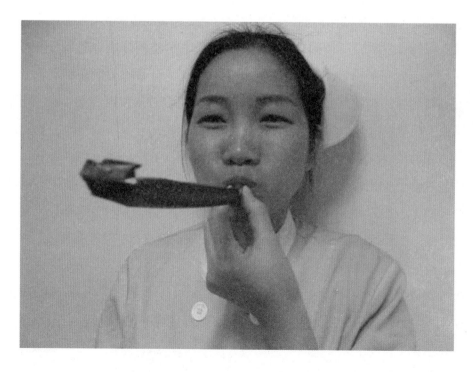

图 6-2 吹长卷笛

7. 减少气管造口所发的噪声

（1）放慢吸气、吐气的速度。练习慢吸气与吐气的同时，单纯做构音口型来数数，不发声音；要注意避免发出沉重、不自然的呼吸声或气息声。有些无喉者会特别用头颈部肌肉用力，做代偿动作发音。

（2）减少一口气所发出的字数。不要企图利用口腔内剩余的一点空气把所要说的那句话说完，多吸几次气把表达的话讲清楚。在说一句话时，如果感觉最后一两个字不够气息支撑的时候，应利用收腹，膈肌持续支撑力补充尾气。如："吃饭了吗？"病患在练习时一口气未能达到3个字以上情况时候："吃饭（'了吗'二字利用膈肌支撑辅助补充尾气发声）"在减少气管造口发出噪声的同时把话完整表达。

（3）有时候无喉者之所以从气管造口发出那么大的声音，是因为自己对这个声音的音量以及食道声造成的影响不了解。利用听觉回馈的方式让无喉者意识到此种现象，如让他听自己的录音、看录像等。

8. 增大食道语的音量

食道语复声者常在稍微嘈杂的环境中，无法让对方听清楚自己所说的话。要增大食道声的音量就要在开始学习食道语初期发好食道声，要求能发出连续的食道声。以下是提供几个帮助音量扩大的方法：

（1）在一个稍微嘈杂的环境中，放松自己，不要紧张，发出食道声可能会大声一点，也可以在有噪声背景的环境下读文章、报纸或说话。当适应一定的音量后可泛化到日常生活中。

（2）发食道语时不要弯腰驼背，放松头颈部及肩膀的肌肉。在初期练习的时候参考声乐生练习的方法，张口半打哈欠感觉，做放松下颌咽腔打开的相关练习。无喉者虽然都是做了全喉切除手术，但是每位无喉者因当时病情不一样，手术方式也不一样。所以无喉者发食道语时可以尝试将头偏向一侧，会发现在某个位置下发出的声音会大一些。

（3）在发声时可以轻压住颈部，增加颈部的压力，可以帮助发出较大的声音。当可以发出较大声音时，再在练习逐渐递减压力的情形下仍能持续发出高音量的声音。

（4）利用音量递增的方法练习1－2－3的"音量递增3部曲"。如：先可以想象家人在你旁边熟睡的情景，你需要用到的音量，接着是家人睡醒跟你说话的音量，最后是家人站在离你大约3米远，你喊他的音量。当然，也可以练习一些带有情绪的句子或词语，如：普通话"不要！站住！安静"，广东话"唔好嘈！唔要！混账"。

（5）多吸些空气进口腔。

（6）在练习单音时用扩胸运动带动练习。边做扩胸运动边发音，如图6-3：（啊—啊—

啊）最后一个音做延长练习。做扩胸运动时双手半握拳，水平对称，平衡运动。在发第1声和2声元音时双手是屈肘状态，最后第3个发音时双手展开，往双侧稍靠后打开。

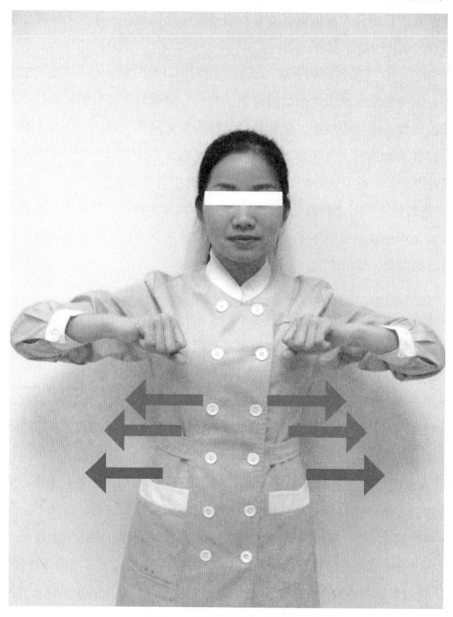

图6-3 边扩胸运动边发声

9. 音调提升改善方面，我们可以应用一些含有语气助词的词语配合练习。

例子：

（粤语）咦？

哎呀！

唔系呱？

有意识想象气息、音调、音量是向前向上走的感觉。

10. 在食道语连贯性及解决一口气讲字数量时，我们可以应用数字歌的形式练习（在配合音量及音调练习的基础上）。

例子：

123，321，1234567

234，432，456789，10

3-0624-700-3-0624-770

（庞艺施）

第七章　无喉者其他特殊复声方法简介

一、电动喉头发声法（电子喉）

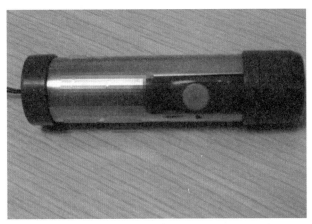

图 7-1 电子喉

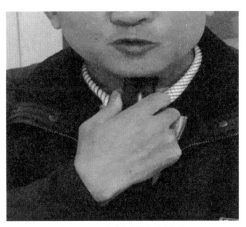

图 7-2 电子喉发声示范

原理：利用电池驱动，说话时需要按动开关，电子喉鼓膜震动，声波通过头颈肌肉传导振动声道中的空气，配合口和舌动作说话。

使用时只需要把电子喉摆放在适当的位置（下颌处或脸部），开启电子喉的按钮开关同时配合口形和舌头动作发声。此发声方法不需要考虑到气流的来源或气量的多少，引发声音的振动力来自电子喉的鼓膜振动，而不受呼吸的气流所影响。一般全喉切除术后不需要放疗的无喉者可以在术后 1 个月开始使用电子喉学习和练习复声。如术后需要放疗的无喉者可以稍迟一点才学习，但是口部肌肉运动及肩颈部、呼吸的康复运动需要每天坚持完成。这类康复运动有利于术后预防和减轻吞咽障碍的问题，对术后复声构音及发声清晰度改善也有帮助。

注意事项：①使用电子喉的时候必须电子喉的鼓膜完全贴紧下颌或脸部接触面的肌肉，不能有空隙，否则会产生大量的电流声影响沟通。②电子喉也是小电器，平时需要用干的棉质小毛巾清洁外部，尽量避免湿水，防热、防摔、防爆。如电子喉外部实在沾有污垢，可先用湿纸巾清洁，再用棉质毛巾擦干净。尽量保持干燥。③电子喉使用的专用电池应每天充电保持可供正常使用。④使用电子喉发声时需要手脑配合，不说话时不要长按开关按钮，这样会造成大量电流声影响沟通。初学者，可以先一个一个单音或字发出，按照"一按一说一字"的原则。同时，可稍夸大点口形调整，这样说话时会清晰点。⑤如下颌颈部水肿及肩颈僵硬的病患不建议急于使用电子喉复声。由于接触面的组织水肿或僵硬造成音质不清晰影响沟通，容易造成病患心理产生重大挫败感，从而抗拒接受康复训练。

二、气动式喉头发声法（小喇叭）

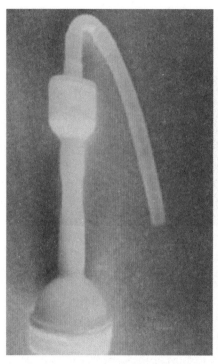 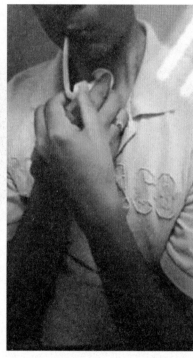 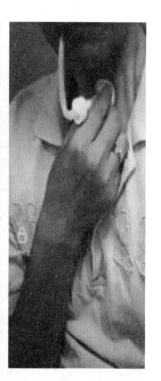

图 7-3 气动式喉头发声器（小喇叭）　　图 7-4 小喇叭示范（a）　　图 7-5 小喇叭示范（b）

原理：利用肺部所呼出的空气发声，振动小喇叭中的胶膜发出声音，声音经过塑胶管传入口腔，配合口和舌动作而说话。

注意事项：①根据使用者个人对音调高低的喜好，可自我调整小喇叭中的胶膜松紧度。拉紧音调高，松弛音调低。胶膜可反复多次使用，每天清洗清洁更换一次。②由于使用"小喇叭"辅助发声时需要一端"漏斗杯"罩住气管造口，一端长胶管放入口中约 1.5 ~ 2.5 厘米再配合口和舌头动作说话。"小喇叭"会容易沾有较多唾液或痰液，需要及时清洁。长胶管端可用卷长纸巾条伸进管腔清洁。③在使用"小喇叭"辅助说话时，不要把"漏斗杯"端一直罩住气管造口，每句话间需要换气、停顿，移开"漏斗杯"，让使用者可以通过气管造口呼吸。

三、气管食道活塞瓣复声法（发音钮）

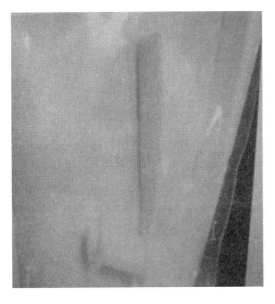

图 7-6　气管食道活塞瓣

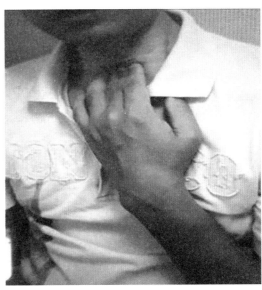

图 7-7　气管食

原理：呼气时紧按造口，使空气经气管食道活塞瓣或者发音钮传送到食管，食管黏膜振动发出声音，配合口和舌头动作，发出说话声。

使用者发声时需要用食指或拇指将用来呼吸的气孔遮盖（具体根据无喉者气管造口大小而定），使气管内的气流被推进声瓣内的导管，再引入食道上端的位置，提供振动假声门的动力，再配合不同口形和舌头部动作，而发出不同的声音。此发声方法看来类似食道发声法，但气流来源不同，是使用者能运用肺部的空气，所以无须使用改良吞咽法或吸引法采纳所需要的空气。

注意事项：①由于使用者在发声时需要将用来呼吸的气孔遮盖，使气管内的气流被推进声瓣内的导管，一般是使用拇指或食指；所以对于使用者的手卫生要求很高，教导正确的"六步洗手法"可有效避免手上致病微生物对气管切开造口造成感染。②使用者需要每天 1～2 次应用吸引管往声瓣内的导管口注温开水冲洗管腔。

（庞艺施）

第八章　气管切开术后居家护理

一、简介

当医生决定您可以戴着气切套管出院回家（如图 8-1)，医护人员会指导并示范您如何进行气切套管的护理。不仅您需要学习这些护理，您的家庭成员或朋友也得学习并练习，以便于出院后他们在家里帮助您。本章概括了您要学习的内容，您可以作为参考资料进行学校。

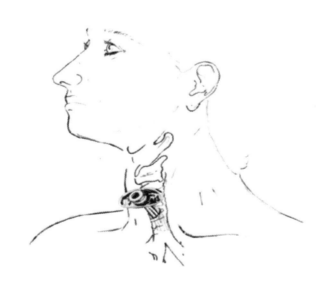

图 8-1 气管造口是通过颈部气管造口管道装置通向气管的开口

二、戴气切套管出院家居护理所需物品

(一) 家居护理所需物品

在您离开医院之前，主管护士会和您联系，并帮助您获得护理用具。护理用具可以从药房、医药供应公司或网上电商购得。如果您需要的话，吸引器建议租用。因为随着

时间推移，吸引器的需求会减少，当您不需要时再归还。请认真阅读并准备以下家居护理所需物品：

1. 无菌生理盐水或蒸馏水

2. 无菌容器或消毒弯盘

3. 无菌棉签

4. 咳嗽时使用的柔软的纸巾

5. 另外一套气管套管（包括一个内套管、一个封管套管或两套内套管）

6. 气切套管敷料

7. 套管系带或者尼龙固定带

8. 气管套管刷或者管道清洗条

9. 用来清洗内套管 / 气管套管的塑料盆

10. 喉帘喉罩

11. 洗手液

12. 加湿器

13. Ⅲ 型安尔碘（气切口出现红肿时用）

14. 家庭简易吸痰装置（必要时）

（二）洗手非常重要

大量资料显示，保持手卫生是有效预防控制病原体传播，降低感染发生率的最基本、最简单且行之有效的手段。有文献报道，通过严格的手卫生来得到细菌感染的有效控制，用肥皂洗手后，手部菌量比操作中手部的带菌量下降了 65% ~ 84%，而且洗手次数越多手部细菌减少得越明显。因此气管切开术后病患居家护理时候重视手卫生是预防和控制感染的关键。

以下介绍六步洗手法的具体步骤：

第一步（内）：掌心相对，手指并拢相互摩擦；

第二步（外）：手心对手背沿指缝相互搓擦，交换进行；

第三步（夹）：掌心相对，双手交叉沿指缝相互摩擦；

第四步（弓）：弯曲各手指关节，在另一手掌心旋转搓擦，交换进行；

第五步（大）：一手握另一手大拇指旋转搓擦，交换进行；

第六步（立）：指尖在掌心中揉搓；

第七步（腕）：是指搓、洗手腕、手臂，揉搓手腕、手臂，交换进行。

在洗手时候必须应用流动水，洗手全过程大于 15 秒。

图 8-2 六步洗手法

三、气管切开套管护理

（一）气管切开套管

大多数气切套管包括三部分（如图 8-3），这三部分缺一不可。管芯用于外套管插入气管时使用，插入气管后管芯即可取出，并且放在随手可及之处，以备外套管取出时使用。外套管维持颈部开放，内套管插入外套管并锁定，只有清洗时才能取出。

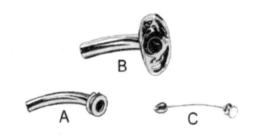

图 8-3 气切套管的部件：A. 内套管；B. 外套管；C. 管芯

（二）皮肤护理

套管周围的皮肤应该保持清洁、干燥。

1. 用生理盐水或蒸馏水棉签或者湿毛巾轻柔地清洁颈部切口周围皮肤。

2. 可在紧贴皮肤的套管系带下面垫纱布，在更换纱布时注意用手固定好套管。

3. 当纱布潮湿、污染或破损时，及时更换。

4. 观察皮肤是否发红或皲裂。

（三）清洗内套管

必须定时清洁内套管，防止堵塞。

1. 解锁并移动内套管，旋转到缺口处取出内套管。

2. 重新插入已清洁消毒后的内套管并锁定到位。

3. 使用小刷子或者烟斗通条在冷流水下清洗内套管。

4. 检视套管内腔，确保其清洁，甩除多余的水分。

5. 放入水中煮沸消毒，水沸腾后再煮 15 分钟后取出或使用奶瓶消毒器（按照产品消毒说明）。

6. 消毒之后，保存在清洁有盖容器里。

（四）使用气管套管塞

当医生同意您堵管时，请按照图示方法操作（见图 8-4、图 8-5)。

1. 确保塞子用绳子系在套管带子上。

2. 若是不能通过口鼻咳出分泌物，或者您感到气短时，应该立即取出塞子。

3. 堵管时仍要清洗内套管或封管套管，当清洁和移除内套管时，取出套管塞。

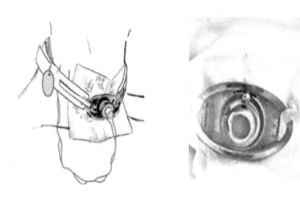

图 8-4   图 8-5

（五）更换气管套管系带

1. 可以使用不同的系带，比如斜纹带、斜裁带或者尼龙固定带。

2. 当系带潮湿、污染或磨损时须及时更换，更换时要有别人帮助。

3. 在撤除脏的系带之前准备好干净的系带。

4. 更换气管套管系带时确保套管不脱出气管，以免引起呼吸困难。

5. 如果使用斜纹带或斜裁带，须剪大约 30 cm 长。（见图 8-6）

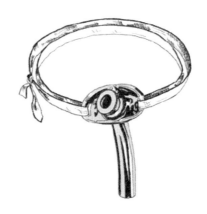

图 8-6

①在颈部底盘的开口处（即外套管的小孔）穿过系带，然后把它绕到脖子的另一边。

②在颈部底盘的另一边（外套管的另一小孔）穿过同根系带另一端。在颈部的一侧打三个结固定系带。

③确保新换的系带不要过松或过紧，松紧以能容纳一根手指为宜。

④解开旧的系带。

⑤如果系带要和衣物系一起，重新系上。

6. 如果使用的是尼龙固定带（见图 8-7）

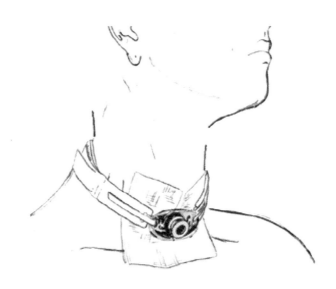

图 8-7

①通过颈部底盘的开口穿过细窄的尼龙带。

②把尼龙带反折粘到软质材料的颈部固定带上。

③调整松紧合适。

④剪掉多余的尼龙带。

（六）更换气管套管（仅适用于全喉手术患者）

若您是全喉手术患者，出院时还给您备了另一个套管（喉筒），医护人员会指导并示范您如何进行更换；您学会了更换套管后，需要每周更换一次。

1.准备好干净的套管：

①在新的套管的小孔上插入系带。

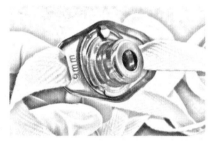

图 8-8

②把管芯放入外套管中。

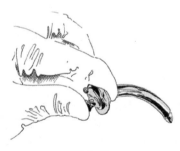

图 8-9

③用盐水湿润套管的下端。

2.用手固定套管后剪掉旧的系带。

3.取出套管之前做一次深呼吸。

4.取出脏套管，插入清洁套管。

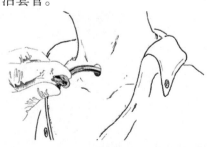

图 8-10

5. 快速取出管芯，深呼吸，确保系带或者尼龙管带固定好套管。

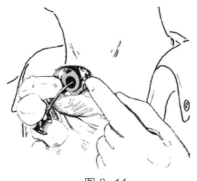

图 8-11

6. 插入内套管。

注： 如果套管脱出需要按以上步骤重新插入。

四、气切护理保持气管的湿度及通畅

口鼻能够加温、湿化和过滤空气，但是当气流不经过口鼻而直接通过气切通道时，就需要另外湿化。湿化所需水分量根据情况有所不同。您可以使用超声波雾化器，或在家里使用房间或凉雾加湿器。喝大量水也有助于保持气道的湿润。当冬季家里变得干燥时，则需要增加湿度。当分泌物变黏稠、干燥或结痂，以及出现粉红色或者血性分泌物时，提示身体缺乏水分，此时利用喷雾壶往气管里喷入少量盐水或盐溶液湿化痰液，以刺激咳嗽清除气道分泌物。

（一）制作盐水

盐水是一种含盐的溶液。制作时将水烧开后保持沸腾 5 分钟，每 1 升的水中加入 4.5 mL 的非碘盐。使用前将其冷却至室温。由于细菌容易在盐溶液中生长，配制后超过 24 小时应丢弃。

（二）喷入盐水

往气道喷入盐水是为了刺激您咳嗽从而清除呼吸道分泌物。

1. 在喷雾壶里倒入少量盐水。

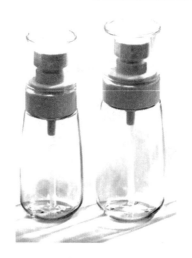

图 8-12

2. 做深呼吸时，往气切套管内喷入盐水。

3. 咳嗽时用纱布或柔软的纸巾盖住造口。

4. 重复以上动作直到气道清理干净。如果盐水还不能完全清洁气道，就需要吸痰了。

5. 当分泌物变得黏稠干燥时，应该每小时喷入盐水一次。

（三）吸痰法

吸痰的目的是清除不能咳出的分泌物，清洁气道，保持呼吸通畅。应该选择适当尺寸的吸管痰，导管的管径应该是气管套管的一半。按需吸痰。

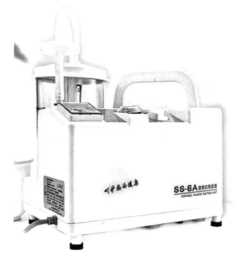

家用简易吸痰器
图 8-13

1. 将吸痰管和吸引器的导管连接。

2. 用盐水湿润吸痰管前端。

3. 做 4 到 5 次深呼吸。

4. 轻轻往气切套管中插入导管，插入时不要按住吸痰管的负压控制开口，一直插到有阻力时，在开始吸引前退出少许。

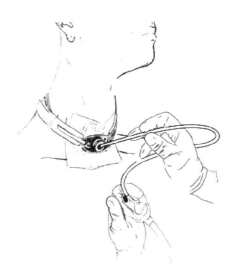

图 8-14 拇指移开吸引控制口

5. 开始吸引时用大拇指盖住负压开口，每次吸引不要超过 15 秒。如果在吸引的过程中感觉导管有吸住东西的话就松开大拇指。轻轻地边旋转边退出导管。

6. 抽吸盐水，清洗导管。

7. 一次吸引操作不要连续插入导管超过三次。如果需要多次吸引，先休息 5 到 10 分钟。

8. 取出导管后做深呼吸。

（四）保持气道通畅的其他方法

多数情况下，使用盐水喷雾瓶和加湿器即可保持分泌物稀薄，可以将痰咳出或者吸出。如果您仍觉得痰液黏稠，有黏液栓或者气道不清洁，可以尝试以下方法：

1. 把浴缸装满热水，然后坐在充满蒸汽的浴室里 20 分钟。

2. 在气切口上放一块湿润纱布，保持潮湿，纱布可以折叠后用斜纹带或胶布固定在脖子上。

3. 站着淋浴，但不要让水流入气管套管。

五、护理用品清洁及消毒

（一）加湿器的清洁

加湿器中细菌容易滋长，清洁加湿器可以降低呼吸道感染的机会。参照加湿器清洗指南。每日和每周清洗选项列举如下：

每天：

1. 清空加湿器的水箱，用热肥皂水清洁，清水洗净。

2. 加入新鲜的自来水。

3. 切忌没有排空和清洁水箱就往加湿器里加水。

每周：

1. 排空水箱并用水洗净。

2. 将相等比例的醋和水加入水箱，加湿器运行一小时。由于醋的味道很大，因此要将加湿器放在没有人的房间。

3. 清空加湿器，用热肥皂水清洗每部分，清水洗净。

4. 在水箱里加入干净的水，运行加湿器一小时。

5. 再次排空水，晾干备用。

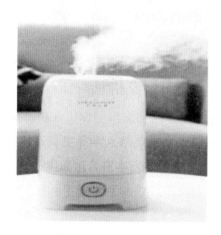

图 8-15

（二）清洁吸痰管

1. 将脏的吸痰管放在冷的流动自来水下冲洗分泌物。

2. 用温热的肥皂水（温和的液体皂）清洗吸痰管并用自来水冲洗干净，连接吸引器有助于清除管腔残余的肥皂沫。

3. 把吸痰管浸在等比例醋和自来水中（一杯水加一杯醋）一小时。用盐水冲洗，连接吸引器，洗净每根吸痰管内腔。

4. 把吸痰管放在干净的毛巾上风干。

5. 贮存在清洁有盖容器内。

（三）吸引器的保养

1. 到厕所清空吸引瓶。

2. 每日用热肥皂水清洗吸引瓶和吸引管道。

六、注意事项

1. 在洗澡或淋浴的时候，不要让水进入套管，不要游泳。

2. 避免粉尘、喷雾剂、灰尘、烟雾和化妆棉的棉絮进入套管。戴上透气护罩布或丝巾，避免尘埃异物等吸入气管内，并保持护罩布清洁。

3. 不要使用非处方的抗组胺药（感冒药），因为这会使气道和分泌物干燥。

七、紧急情况

1. 您进行通电话时会有困难。要制订一个预案，以便在紧急情况下获得帮助。在电话旁边写下紧急号码，例如消防部门、急救车、家庭访视护士或医生号码。准备录音机、铃声、救命钟等，遇到紧急的事件时可协助呼救。

2. 随身携带识别卡，识别卡上注明曾经接受喉部切除手术。告诉他人您是通过脖子上的气切套管进行呼吸的。在心肺复苏时，人工呼吸必须是口对套管进行，而不是口对口。

八、警告征象

当您发现以下任何一个问题时，请立即通知您的医生或者附近急诊室：

1. 套管脱出但您无法自己更换；

2. 呼吸困难；

3. 气管分泌物增加；

4. 黏稠且恶臭的分泌物；

5. 胸部不适；

6. 干燥、陈旧的分泌物（黏液栓）或者从气管套管中咳出血性分泌物；

7. 发烧；

8. 套管周围皮肤裂开、疼痛或者渐进性发红。

备注：图文来源于佛山市第一人民医院耳鼻喉科"鼻咽喉优质服务站点"公众微信号。

第九章　喉部肿瘤病患饮食与营养

一、营养与口腔黏膜炎

口腔黏膜炎是放射性治疗及化学治疗（"化疗"）常见的副作用之一，原因是放疗及化疗除破坏癌细胞外，还会破坏生长中的正常细胞，让口腔黏膜发炎和脱落。口腔黏膜炎和口腔疼痛在肿瘤化疗治疗期间发生率几乎是达到100%，持续时间上，因化疗引起者一般为3～12天，放疗所致者可达3～12周。同时接受放化疗的患者，口腔黏膜炎症会更早出现，而且更加严重，持续时间更长。患者会感到口腔灼热感和疼痛，情况严重会出现进食和吞咽困难，导致患者营养摄入不足，免疫力下降，甚至出现并发症，使治疗被迫中断，影响治疗。

根据国际标准，口腔黏膜炎按严重程度分为四个等级：

第一级：轻微的口腔黏膜炎。患者只会感到口腔有轻微的不适，日常生活、进食和吞咽均不会受到影响，能够保持体重。

第二级：中度口腔黏膜炎。患者会感到疼痛并减少进食。患者的营养摄取减少，导致体重下降，需要以药物治疗和控制黏膜发炎的症状，医生一般给予漱口水或一般止痛药物，缓解患者的不适。

第三级：比较严重的口腔黏膜炎。患者口腔出现溃疡、剧烈疼痛及吞咽困难不愿进食，影响营养吸收。这类患者可能需要住院治疗，医生会给患者较强力的止痛药（例如吗啡类止痛药）以减轻痛苦，并按病情需要为患者提供静脉营养。

第四级：最严重的口腔黏膜炎。在此情况下患者完全无法进食，体重大幅下降，必须留院接受治疗，给予肠外的营养支持。此外，患者还有可能出现因严重口腔黏膜炎导致的并发症，如：严重感染，可能危及性命。医生必要时对患者应用抗生素。

二、头颈癌病患口腔黏膜炎之护理

癌症的治疗会引起种种副作用。同时接受放疗及化疗的患者，免疫力会被削弱，唾液分泌减少，出现口腔黏膜炎的副作用是很常见的。患者在接受治疗前和治疗期间，应注意口腔护理，对接受鼻咽和头颈放疗的患者尤其重要。以下提供一些相关的护理知识供大家参考：

1. 口干

口干是一种自我主观感觉，大约 40% 癌症末期患者会受到口干带来的困扰。这是由于放疗和化疗最常见的副作用使患者唾液分泌减少，容易出现口腔感染，需要张口呼吸，有的甚至出现脱水和发烧等情况。应对方法包括：

（1）咀嚼无糖口香糖。

（2）含服维生素 C 片。

（3）鼓励患者喝一些可以刺激唾液的饮料，如：淡柠檬水、淡柑橘水。

（4）常漱口湿润口腔，保持口腔清洁。

（5）含一些小碎冰块。

（6）戒烟、戒酒。

（7）坚持口部肌肉运动，如：唇操、舌操。

2. 念珠菌感染

（1）引起原因：

①不良的口腔卫生及义齿使用。

②口干。

③免疫力低下。

④使用激素类药物。

⑤糖尿病或者营养不良。

（2）处理方法：

①保持口腔清洁，配合医生应用药物治疗。

②使用含有碳酸氢钠的漱口液漱口。

③若有义齿的病患，需要移除义齿，彻底清洗义齿。

④宜清淡饮食，少量多餐的方式进食。

3. 口臭

（1）引起原因：

①不良的口腔卫生：念珠菌感染、牙周炎、牙龈炎。

②口腔内的肿瘤。

③消化道出血或梗阻。

④肝、肾衰竭。

⑤吸烟或吃重气味的食物。

（2）处理方法：

①加强口腔清洁。

②念珠菌感染可用含碳酸氢钠成分的漱口水。

4. 口腔黏膜炎

（1）引起原因

①接受化疗后。

②接受头颈部放疗后。

③不良口腔卫生。

④不当的刺激，例如：义齿、辛辣、油炸食物。

（2）处理方法：减轻黏膜受损及缓解疼痛为主要目的。

1）饮食

①避免进食刺激食物，如太酸、太咸、太辣、太粗、太冷、太烫的食物或含咖啡或酒精的饮料。

②可食用软质食品，如：肉泥、菜泥、果泥等，煮软的蔬菜、瓜类、鱼肉。

③可根据个人喜好选择冰激凌、雪糕及软质食物，如：雪梨泥、苹果泥等容易吞咽，同时也可以减轻口腔的不适感。

2）日常口腔卫生护理：

①漱口：漱口可以保持口腔湿润，清除食物残渣，保持口腔清洁。

漱口水的选择：选用不含酒精成分的漱口水；0.9%生理盐水漱口。

②牙线：正确使用牙线清洁牙齿，每天进餐后应及时清洁。

③刷牙：一天三次，使用小、超软细刷毛牙刷，避免造成牙龈受伤。使用不含颗粒，含氟的中性牙膏，有的牙膏会刺激牙龈。

若无法使用牙膏，可使用指头包裹纱布或用棉签沾漱口水清洁牙齿。

④假牙（义齿）：口腔清洁时将假牙移除，在每次进食完和睡前须清洁假牙，每次戴之前须浸泡假牙于冷水中，假牙不宜长时间使用，建议每天让牙龈休息8小时。

⑤润唇膏：使用润唇膏或天然橄榄油保持嘴唇滋润。

5. 自我检查

每天进行一至两次自我口腔检查，用电筒检查口腔、嘴唇及舌头是否有出现红肿或发炎，注意是否有口干或者口臭等情况。

如口腔发生疼痛、红肿、溃疡、极度干燥、出血、进食或吞咽困难等，应告诉医护人员。

三、营养对癌症治疗的重要性

美国癌症协会（American Cancer Society）指出，癌症病人在接受治疗期间如果吃得好，营养充足，有六大好处：

1. 心情比较愉快；

2. 保持体力和活力；

3. 维持体重，帮助身体储存养分；

4. 比较能承受癌症治疗带来的副作用；

5. 减少感染风险；

6. 加速伤口愈合，促进复原。

四、针对治疗副作用常见的饮食问题

1. 食欲不振

（1）少量多餐（每 1 ~ 2 小时进食，吃少量的正餐或小食）。

（2）准备随手可得的高热量、高蛋白小食、软品（如小蛋糕、饼干、奶类制品）方便补充营养。

（3）避免过分焦虑。可以播放自己喜欢的音乐，和家人、朋友一起进餐。

2. 恶心、呕吐

（1）少量多餐，并放慢进食速度：避免进食引起恶心的食物，如太甜、油腻的食物，避免正餐时饮太多流质。

（2）可使用姜茶、柠檬水改善恶心感。

呕吐时，暂停进食。停止呕吐后再进食时，先试少量的流质食物（如温开水、鲜果汁），再逐渐增加分量及质量。

3. 口腔黏膜炎

选择质软容易咀嚼的食物，如：豆腐、鱼肉、软饭、薯蓉、南瓜蓉、肉粥、乳酪、布丁、果泥等。

避免刺激性饮料，避免辛辣刺激或过酸粗糙的食物。

4. 吞咽困难

可将食物煮黏或以酱汁加入食物中，可以使咀嚼与吞咽更加容易。

如果有出现吞咽困难，应咨询医生作吞咽评估，以调整适合的食物稠度。部分病患可能需要在饮品和汤水中添加食物凝固粉来增加稠度，改善吞咽情况。

5. 腹胀

少量多餐，避免食用粗糙、多纤维、易胀气的食物（如干豆、洋葱、蒜、有汽的饮料等）。

适当的运动或散步可减轻腹胀感。

6. 腹泻

少量多餐，可以选择低纤维五谷类食物（如：白米饭、米粉、白面包）、鲜果汁或低纤维的蔬果。

避免油腻、煎炸或太甜的、辛辣的食物。

暂时避免奶类和乳制品以及其他含乳糖食物。

严重时可流质饮食，如：稀粥、米汤、蔬菜汁等。可适当补充不含乳糖的奶类营养配方。

注意水、电解质的补充，可进食含钾高的食物，如：橙汁、番茄汁、电解质饮品等。

7. 便秘

每天至少 8 杯（2000～3000mL）的流质，预防大便干硬。

增加膳食纤维食物，如：燕麦片、蔬菜及水果等。

餐后进行较轻的运动，例如散步，可有助于促进肠蠕动，缓解便秘问题。

8. 疼痛

如有出现吞咽痛或上腹部疼痛，选择流质或半流质饮食。若病患进食有困难，提供烂饭、面、米粉、肉粥、蛋、鱼、豆腐、南瓜等食物调制成糊状的食物。避免刺激性食物。

9. 伤口

多补充蛋白质食物，如：蛋、奶、鱼、肉类。高铁质食物，如红肉（猪、牛）及富维生素 C 的蔬果，如：橙、西红柿、奇异果等，促进新陈代谢，帮助皮肤和肌肉细胞生长，促进伤口愈合。

五、头颈部肿瘤症状的营养管理[①]

表 9-1

症状	管理策略
口腔黏膜炎症	1. 选择软、清淡食物如燕麦粥、粗面食、芝士汤、布丁、土豆泥、酸奶、冰激凌、鸡蛋、面条、奶昔 2. 增加汤汁、调味品、肉汁、肉汤、牛油、人造黄油到黏稠的食物中 3. 使用吸管引导食物避免通过溃疡或疼痛区域 4. 避免西红柿、醋、腌菜、柑橘等酸味食物 5. 避免刺激性食物，如胡椒、胡椒粉、辣椒、丁香、山葵类食物（介辣） 6. 避免乙醇、咖啡、碳酸饮料、烟草 7. 避免干、粗糙、坚硬和辛辣食物 8. 使用碳酸氢钠、盐水溶液漱口（4 杯水加 1 汤匙碳酸氢钠粉、1 汤匙盐）或苏打汽水 9. 不要使用含乙醇的或商业漱口水
吞咽困难	1. 和语言病理学家讨论合适的食物浓度和运动来提高吞咽功能 2. 整个肿瘤治疗期间尽可能多进行吞咽运动——尽可能避免不经口进食 3. 尽可能频繁多次尝试小的、软的肉类及不是太干的、泥状食物 4. 避免面包、蛋糕、曲奇、薄饼（除非这些食物被液体湿润） 5. 尝试高热量的液体营养补充剂
口腔干燥	1. 每天至少进食 8～10 杯（约 2 L）非咖啡因液体，快速计算方法可参考体重或热卡计算，每天每千克体重或每千卡 1mL 液体 2. 可尝试吸吮冰条、无糖糖果（如柠檬糖）、冰冻葡萄、冰棒或使用无糖口香糖 3. 避免咖啡、酒、烟草 4. 避免含乙醇漱口水 5. 使用无乙醇漱口水和口腔护理产品 Biotene 漱口水、口香糖、牙膏（均可在普通店购买到） 6. 选择软的、水分丰富的额外添加了汁类、调味品、肉汁和肉汤的食物 7. 避免干的食物，如硬的瘦肉、未加工的蔬菜、面包、薄饼、炸薯条、脆饼、干米饭、蛋糕、小松糕等
黏稠唾液分泌	1. 如可耐受，可增加液体摄入帮助稀释分泌物、尝试甜的或非常酸的饮料如柠檬水或酸果汁 2. 尝试木瓜或菠萝汁（或水果）来帮助溶解稠的黏液 3. 经常使用苏打水和盐水溶液（配方见上）漱口以减轻浓厚的、过夜的分泌物
恶心、呕吐	1. 肉类少量多餐，避免空腹 2. 选择那些低于或接近室温的食物（减轻异味） 3. 进食清淡、淀粉类食物，如土豆、面条、麦片、吐司、薄饼等 4. 进食含姜食物，如姜汁汽水、姜味点心、姜糖等 5. 避免多脂、肥腻、煎炸、辛辣或非常甜的食物 6. 进食后坐着或者斜躺 1 小时（避免平躺） 7. 如果由于浓厚口腔分泌物导致恶心、呕吐，按照上面的原则处理

[①] 石汉平等主编：《肿瘤营养学》，人民卫生出版社 2012 年版。

便秘	1. 每天至少进食 8 ~ 10 杯的非咖啡因液体 2. 尝试建立规律的进餐计划，每天在同一时间进餐 3. 进食含柠檬和蜂蜜的热水 4. 每天进食 1 杯李子果汁（热的效果更佳） 5. 使用天然轻泻剂：3 份麦麸、2 份苹果汁、1 份李子果汁，每天使用这种轻泻剂 3 汤匙或根据需要增加
食欲减退	1. 每天计划进食需 1 ~ 2 小时 2. 选择高热量、高蛋白含量食物如鸡蛋、芝士、冰激凌、酸奶、布丁、花生酱等 3. 进食含热量的饮料，如果汁、牛奶、运动饮料、苏打水、奶昔等 4. 烹调时使用植物油或肥肉，将芝士加入三文治和蔬菜、使用调味品，如蛋黄酱、沙拉酱、奶油、酸奶油、果酱等 5. 进食口服高热量营养补充剂 6. 在忌廉汤、奶昔、土豆泥、麦片粥内增加无脂奶粉以提高蛋白质的摄入

六、健康饮食金字塔

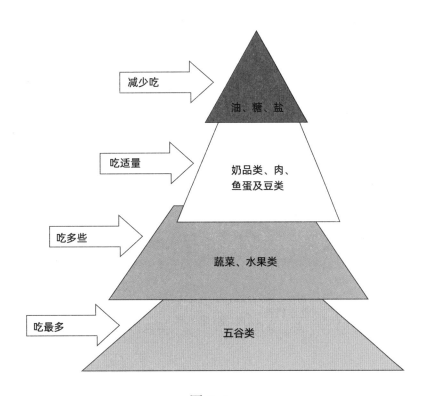

图 9-1

以下提供一些接受治疗期间健康餐单样板给大家参考：

表 9-2

	星期一	星期二	星期三	星期四	星期五	星期六	星期日
早餐	番茄牛肉面 1 碗	白 / 麦方包 1 片、果酱、花生酱、芝麻酱适量、牛奶 1 杯	燕麦 1 碗	番薯百合碎肉粥 1/2 碗	青菜肉丝米粉 1 ~ 1/2 碗	面包 1 份、水果味酸奶 1 杯	白 / 麦方包 1 片、果酱、花生酱、芝麻酱适量、牛奶 1 杯

（续表）

上午茶	营养奶粉1杯	橙子1个	营养奶粉1杯	营养奶粉1杯	营养奶粉1杯	营养奶粉1杯	鸡蛋1个
午餐	肉碎瓜粒泡饭1碗、啤梨1个	鸡丝汤粉1碗、上汤生菜1/2碗	菜肉云吞汤河粉1碗、香蕉1个	云南小瓜瓜、炒鱼片2/3中碗、白饭1中碗、香梨1个	洋葱香煎三文鱼柳1件意粉1/2碟	鲮鱼丸米粉1碗、上汤菜心1/2碗	南瓜芦笋汤1中碗、杂菌鸡丝炒面1/2碟
下午茶	营养奶粉1杯	营养奶粉1杯、蓝莓1/2碗	营养奶粉1杯	营养奶粉1杯	提子1/2碗 营养奶粉1杯	西梅2粒 营养奶粉1杯	柑橘1个 营养奶粉1杯
晚餐	木瓜响螺片、猪展汤1中碗、糖醋肉丸3件、上汤菜心1/2碗、白饭1中碗	红萝卜洋葱薯、仔焖鸡豆汤1碗（连汤渣）、菠萝云耳炒肉片2/3碗、虾米节瓜煲2块 白饭1中碗	白菜豆腐鱼片汤1/2碗、木耳虫草花红枣浸鸡卷3块、白饭1中碗	番茄蛋花滚碎牛肉汤1碗、松子仁炒丁2/3碗、上汤菜心半碗、白饭1中碗	芫茜鲩鱼片汤1碗、蒜蓉炒鸡腿肉、蒜蓉炒芥蓝半碗、白饭1中碗	栗米蛋花汤1中碗、花菇毛豆炆枝竹2/3碗、白饭1中碗	瑶柱节瓜肉片汤1碗、草鱼片蒸滑蛋2/3碗、菠菜炒牛肉1/2碗、白饭1中碗
晚小加餐	蔬果1个	腐竹蛋花白果糖水1碗	奇异果1个	火龙果半个	橙1个	西瓜1/2碗	红枣桂圆银耳露1碗

或者参照下面这个表格来搭配食物。

表9-3

	星期一	星期二	星期三	星期四	星期五	星期六	星期日
早餐	冬菇粟米肉碎粥1碗	番茄芝士三明治（麦方包）2片，鲜橙汁1杯	南瓜百合肉碎粥1碗	香蕉花生酱三明治、牛奶1杯	生菜鲮鱼球粥2碗	火腿碎葱花煎饼1个、营养奶粉1杯	黑芝麻燕麦粥2中碗、苹果1个
上午茶	营养奶粉1杯	花生酱朱古力豆2粒	营养奶粉1杯、奇异果1个	蓝莓乳果雪糕1个	营养奶粉1杯	雪梨1个 茶叶蛋1只	营养奶粉1杯
午餐	鲜牛肉米粉1碗、灼菜心1/2中碗	肉碎蒸水蛋6汤匙、蒜蓉炒丝瓜半中碗、白饭1中碗、提子半碗	水饺面1碗、灼芥蓝1/2碟	海鲜瓜粒泡饭2中碗、香梨1个	红洋葱番茄煎三文鱼柳1件意粉2/3	虾米肉丝汤年糕1碗、灼菜心1/2中碗	粟米斑块意粉2/3碟、草莓1/2碗
下午茶	营养奶粉1杯	营养奶粉1杯	红豆抹茶豆乳布丁	营养奶粉1杯	营养奶粉1杯	营养奶粉1杯	营养奶粉1杯

晚餐	豆腐芥菜鱼尾汤 1 碗、泰式香茅肉末豆角粒 2/3 中碗、白饭一碗	青红萝卜煲猪展汤 1 中碗、彩椒芦笋炒鱼崧 2/3 中碗、虾米煮大白菜半碗、白饭 1 中碗	大豆芽草菇蛋花汤 1 碗、兔治牛肉薯仔饼 2 件、姜葱蒸鱼 4 块、白饭 1 中碗	番茄蛋花滚碎牛肉汤 1 碗、松露酱带子鱼豆腐 2/3 中碗、菠萝云耳炒肉片 2/3 中碗、白饭 1 中碗	老黄瓜果皮瘦肉汤 1 中碗、冬菇猪肉酿节瓜 2 件、虾仁炒蛋 1/2 中碗、白饭 1 碗	海参猪展汤 1 中碗、金针云耳蒸鸡柳 2/3 碗、蒜蓉炒青瓜瓜 1/2 中碗、白饭 1 中碗	木瓜苹果雪耳猪展汤 1 碗、煎豆腐 2 块、西兰花炒牛肉 1/2 中碗、白饭 1 中碗
晚间小加餐	木瓜 1/4 中碗	姜汁撞奶 1 碗	柚子 2 个	火龙果 1/2 个	香蕉 1 根	蜜瓜（切粒）2/3 碗	布丁 1 份

（庞艺施、李巧云）

饮食与营养部分编写作者介绍： 李巧云，佛山市第一人民医院肝脏胰腺外科主管护师。南方医科大学护理硕士，临床营养专科护士，广东省护士协会营养分会副会长。广东省护理学会营养分会委员，佛山市护理学会精益管理分会副主委兼秘书。

第十章 寄语部分

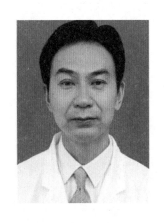

佛山市第一人民医院
——王跃建院长

发展嗓音康复，关爱喉疾患者。

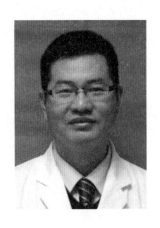

佛山市第一人民医院耳鼻喉科兼咽喉头颈外科
——陈伟雄主任

你们没有在疾病前屈服，顽强勇敢，坚持不懈
又能发出新声！

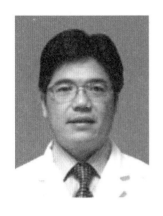

佛山市第一人民医院咽喉头颈外科嗓音医疗中心
——朱肇峰主任

重获发声功能，提高生活质量，生活变得更多姿多彩。

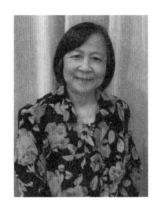

佛山市第一人民医院耳鼻喉科
——李凤萍主任

因为疾病失去声音，因为坚强、毅力、乐观又让声音重生。

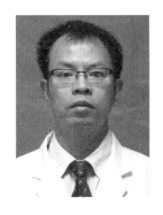

佛山市第一人民医院咽喉头颈外科
——何发尧主任

你们努力练习，坚持不懈，又能重新发声了！

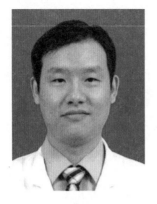

佛山市第一人民医院咽喉头颈外科

——张剑利主任

疾病让你们失去发音器官，你们没有向命运屈服。你们努力练习，相互鼓励，积极向上，一定能战胜疾病，一定能再次听到你们的声音："我哋得嘅！"

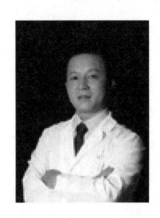

佛山市第一人民医院咽喉头颈外科

——黎景佳主任

您们从来不向命运低头，坚持就是胜利！

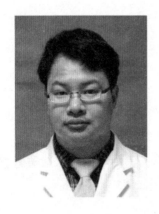

佛山市第一人民医院咽喉头颈外科

——汤苏成主任

虽然你们失去了正常的声音，但是，通过你们的努力，依然能向世界唱出自己的赞歌！生命之灯因热情而点燃，生命之舟因拼搏而前行。

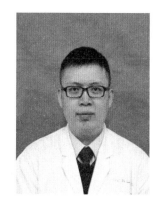

佛山市第一人民医院咽喉头颈外科嗓音医疗中心
——李增宏医生

您们积极乐观、坚毅不屈又能再次发声！振奋人心！

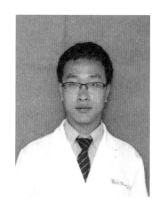

佛山市第一人民医院咽喉头颈外科嗓音医疗中心
——周怡维医生

让我们与每位无喉病友携手同行，寻找新的声音，绽放新的生命。

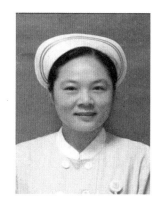

佛山市第一人民医院鼻咽喉头颈外科护士长
——许玉霞护士长

能以乐观、坚毅、阳光的态度接受身体的不完美，你们充满正能量，你们都是生活的强者。

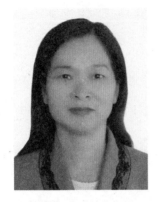

佛山市第一人民医院前耳鼻喉科护士长

——肖建香主任护师

笑对癌症藐视它，医护绝艺施妙手。喉癌康复获新声，生活质量更精彩！

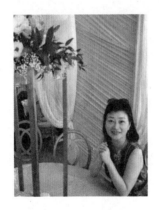

香港新声会注册社工

——梁乐诗女士

失去发声能力纵然可怕，令人更恐惧的是孤单与无助感。希望各同路病友如新声会般组织起来，一起凭着自助互助精神，携手跨越难关，从无声世界迈向"再声"的明天。

在此，谨祝各位无喉朋友继续努力、团结，用你们独有的声音，帮助更多的同路人，一起由无助、走向自助、再发展到互助，使没有人因失去声带而感到孤独，加油！

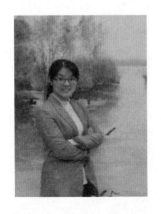

汕头医科大学附属肿瘤医院、汕头新声会

——邱洁华护士长

希望无喉者在新声会这个大家庭里，能够感受到大家之间自助互助的温暖和爱，感受积极乐观的生活态度，不畏困难勇于面对生活，从术后不能发声的"愁眉苦脸"，到获得"新声"后的"眉开眼笑"，是幸福的样子。希望日后我们保持并有更多的练习和交流，一起加油，让更多无喉者感受"新声"带来的美妙与美好！

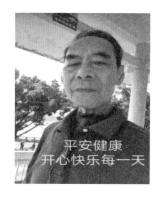

广东省无喉者康复病友会会长

——庞泽权会长

平安健康，开心快乐每一天。强身健体增强信心，无声也能有声。

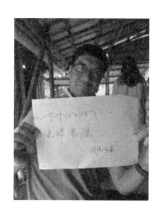

佛山新声会

——郑国强会长

病友要开开心心，身体健康。

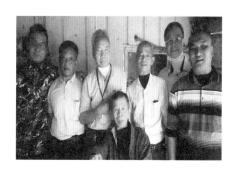

佛山新声会病友

健康快乐，过好每一天。

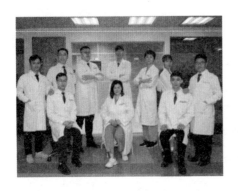

佛山市第一人民医院嗓音医疗中心全体医护人员

　　无喉者在新声会这个大家庭里，感受到爱和温暖，从不能说话到重获"新声"，不畏艰苦，一起努力，重唱"爱的赞歌"。

第十一章 佛山无喉者病友会新闻及图片分享

佛山新声会简介

无喉者是指由于喉部肿瘤或在喉部外伤的情况下，为了挽救生命而不得不接受全喉切除术的人群，患者术后失去了喉部的正常结构，无法正常通过喉部进行呼吸和发声。无喉者由于丧失了正常的发声交流能力，其以后的生活将发生极大的变化，包括心理、社会、经济、就业等。

佛山新声会是一个为无喉者服务的组织。其创办于2002年，是以自助互助为宗旨的非营利病友会。它全心全意为无喉者服务，为他们提供康复及发声的辅导。佛山新声会积极地为佛山当地无喉患者开展各类型的活动。如：手术后造口护理，手术后饮食指导及复声方式、方法的辅导交流等。同时又组织义工开展对会友家访和医院探访，加强彼此联系，帮助每一个无喉者复声重投入社会。佛山新声会是无喉者的大家庭，欢迎您参加来共同分享复声的经验。共同进步，创造一个和谐的新天地。

佛山新声会每月(除中国农历新年的月份暂停活动外)第二、第四个星期六上午9:00—11:00，"复声工作坊"组织无喉者复声，学习食道语，康复指导等，每两个月举办一次聚会。

父亲在这里感受爱，女儿来这里传承爱

来源：佛山市第一人民医院公众网　　时间：2013-09-27

本站讯 5年前，从湖南来佛山工作的汉哥（化名）在佛山市第一人民医院鼻咽喉头颈科接受喉癌的治疗。经过完善的检查后，陈伟雄主任及何发尧主任为汉哥制订合适的治疗方案。同年11月汉哥接受了全喉切除手术加颈淋巴结清扫术。手术后经过14天住院治疗，护士们悉心的照料护理，汉哥康复出院。同年12月，汉哥参加佛山新声会的活动并入会，经过学习和练习，汉哥顺利应用声瓣发声的方法复声，重新发出声音与人交流。

医院先进的设备，医生精湛的医术，护士们精心的护理、优质的服务及手术后肖健香护士长、庞艺施护士贴心的跟踪随访，佛山新声会关心的问候和帮助复声……这一切让汉哥的一家人看在眼里记在心里。汉哥对正在湖南老家读护理专业的女儿说："小文（化

名），你大学刚读了一年了，爸爸希望你好好学习这个专业，过几年你毕业了争取到佛山市一医院工作。那里的技术好，医生护士都很好，新声会又帮助我重新说话。人要学会感恩。你在那里会学到很多本领，将来有机会去新声会做义工，也去帮助像你爸得同样病的人。"

5年后，小文铭记父亲的话，千里迢迢从湖南来到佛山。通过严格的面试和考核，小文顺利进入佛山市第一人民医院工作，成为医院护理团队的一员。

是命运的安排，还是巧合？小文被分配到鼻咽喉头颈外科从事临床护理！那正是帮助她爸爸治好了病的科室，那正是爸爸希望她去的科室。小文开心极了，她总是勤勤恳恳地工作，虚心地向高年资的护士请教学习……

然而，与小文共事工作近半年的医生、护士、主任和护士长都没有发现小文就是汉哥的女儿。直到2013年9月15日，在佛山新声会大型复声培训班上，小文陪同汉哥出席，大家才恍然大悟。在场的医护人员感到莫名的惊喜与激动，因为大家都想不到上天会安排这么善良的姑娘来到佛山市第一人民医院鼻咽喉科，并且来到佛山新声会做义工，秉承父亲的心愿帮助无喉者复声。在场所有复声导师及学员听到主持人分享这个感人的故事后都纷纷流下感动的热泪。

小文在会场鼓励爸爸及所有学习食道语的无喉者："学习食道语不需要依靠任何辅助发声工具，可以把手解放出来干其他事，大家要坚持练习、循序渐进。只要肯坚持总会成功的。大家加油！"

上天眷顾着无喉者朋友，复声为他们带来佛山新声会的福音，同时上天也派来像小文一样善良、懂得感恩的天使把爱的能量传承下去。

感恩的心，感谢有你。爱的能量在传播，爱的能量在传承，爱的故事在继续……

采写：庞艺施

编辑：段园晖

风雨同路十五载，真情关爱展新声

佛山市第一人民医院 咽喉头颈外科 庞艺施

2017年12月23日是无喉者病友会——佛山新声会成立15周年纪念日。当天近百名无喉者及家属和10名志愿者出席活动。咽喉头颈外科张剑利主任和李凤萍主任分别回顾了佛山新声会无喉复声工作的心路历程及对未来的展望和鼓励。活动上表彰了优秀的复声准导师和学员，对无喉者复声学习和练习起到了正面激励作用。无喉者复声准导师台上分享复声心得，大家很受鼓舞。

随着伴奏音乐的响起，无喉者们用特殊的发声方式齐唱《生日快乐歌》，共同许愿切生日蛋糕庆祝。学员黄生是资深的书法爱好者，为祝贺佛山新声会成立15周年当场挥毫，并展示墨宝："声致能言乐开怀，医艺高超堪济世。"

活动当天进行了简单而隆重的佛山新声会公众微信号二维码的揭幕仪式。以后市民可以通过对公众号的关注获取更多关于无喉者康复的知识及相关的复声活动等资讯。帮助社会更多人认识无喉者，接纳无喉者，关爱无喉者。

在广东省文化馆声乐老师张英伟的指挥带领下大家齐唱《友谊之光》，在一片快乐和谐的气氛下纪念活动圆满结束。

后记

无喉者是指由于喉部肿瘤或喉外伤的情况下，为了挽救生命而不得不接受全喉切除术的人群，患者术后失去了喉部的正常结构，无法正常通过喉部进行呼吸和发声。2002年，佛山市第一人民医院耳鼻喉科经王跃建院长倡导，在李凤萍主任、陈伟雄主任、朱肇峰主任、张剑利主任等的支持下以及许玉霞护士长、肖健香护士长和耳鼻喉科医护人员的共同努力帮助下成立佛山无喉者病友会——佛山新声会。15年来一直致力于无喉者复声的公益教学，帮助无数无喉者树立战胜疾病的信心，激励无喉者积极阳光生活，重新融入社会。

失喉不失语　无声化有声

时间：2018-03-29 来源：本网站

在佛山有一个特殊的群体——无喉者，他们是因喉部肿瘤或喉部外伤不得不接受全喉切除术的人群，病患在术后失去喉部的正常结构，无法正常通过喉部进行呼吸和发声。因为丧失了语言的能力，在日常生活中无喉者面临着种种不便与困难。幸运的是，在佛山无喉者病友会——佛山新声会的帮助下，无喉者通过学习食道语可以重新发出声音，开始新的生活。

失喉不失语

无声化有声

公益组织佛山新声会

16年帮助2000多名无喉者

(文/图 广州日报全媒体记者陈昕宇、王浩宇)

失声

全喉切除后，他们的生活发生剧变。

无喉者曾先生今年54岁，家住佛山市三水区乐平镇。2011年初原本嗓音洪亮的曾先生发现自己的声音变得沙哑异常，说话的声音也越来越小。于是他马上前往当地医院就医，医生进行检查后告诉他，他已经患上了喉部肿瘤，需要马上治疗。

2011年11月，曾先生在广州市的南方医院做了全喉切除手术。曾先生摆脱了喉癌的威胁，但也因失去了自己的整个喉部而丧失了语言能力。

在全喉手术结束后，曾先生面临着很多困难，其中最大的问题是沟通上的障碍。因为无法发声，他平时必须随身带着纸和笔。无论是买菜、缴费，还是到银行办事，曾先生都必须把要办的事情写给对方，再配合自己的手势，和他人沟通十分困难。"以前几句话就解决的问题，现在需要写上一页纸才能交代清楚。"回忆起患病后的失语，曾先生称，那段不能发声的时间他感觉是人生的低谷。

同样是因为喉癌，做了全喉切除术以防止扩散的周先生，平时只能通过手机打字给其他人看的方式进行交流。

"失去发声能力后，这些患者很多都和原来的朋友慢慢疏远。"佛山市第一人民医院的言语治疗师庞艺施称。因为言语不便，他们很难去和其他人解释为何自己颈部要围着防尘纱；甚至会因为吐痰，引来其他人异样的目光。在术后，很多三四十岁的患者，虽然依然有能力工作，但因为沟通困难而间接导致失业，或者只能转而在家做微商等不用和人接触的工作。

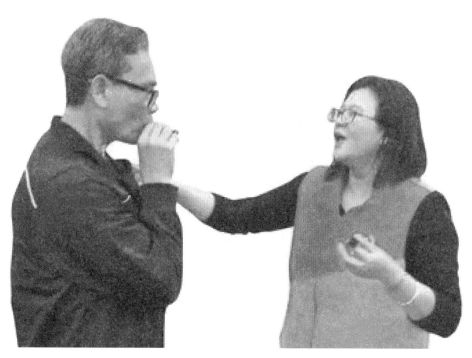

（无喉者在学习食道语）

寻声：食道语和普通人"说话声音相近"

手术后，曾先生先是到香港买了一只电子喉辅助发声。但是，很快他发现电子喉必须随身携带，而电子喉发出的声音更类似于人工制造的电子音，使用时必须贴住颈部，用起来不大方便。在使用了电子喉半年后，他恰巧得知，佛山新声会在佛山市第一人民医院开设了食道语的培训班。

食道语是无喉者利用食道中的空气振动来替代声带振动，其发声原理类似于我们平时的打嗝，所以音色较为自然，除了声音较为沙哑低沉外，和普通人说话的声音相近。

作为一个公益组织，佛山地区无喉患者康复病友会——佛山新声会成立于 2002 年 11 月，目前共有 265 名无喉者成员。2013 年 5 月以来，佛山新声会复声工作坊食道语培训班成立，课程内容分为造口护理、康复运动和饮食卫生指导。新声会内的志愿者和培训师基本上都是佛山市第一人民医院的医护人员。

据庞艺施介绍，现在每个月的第二周与第四周的星期六都要举行一次学习培训活动。除了组织无喉者学习复声，还定期为无喉者举行线下聚会，来自不同城区的无喉者病友一起吃饭，一起交流学习生活的心得。"新声会是提供给无喉者交流学习的一个平台，在社会上他们可能会遭到人们的不理解，但在这里他们是同路人。"庞艺施说。

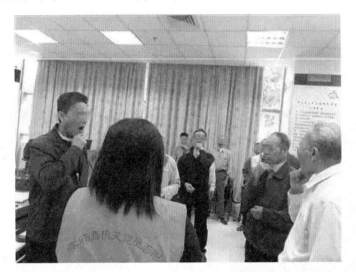

（志愿者在给无喉者做发声训练）

复声：喝汽水唱粤剧训练发声

上周六，记者在佛山新声会的培训现场了解到，无喉者病友重聚在一起学习聊天，心情大多非常开朗。除了练习食道语，不少尚不熟练的病友之间，也用纸、电子板或电子麦克风互相交流。

在场的老师向大家介绍重新发声的技巧，食道语学习的关键就在于振动食道上端的空气来发声。所以无喉者学习食道语的第一步就是用腹腔来吸气，反复地练习打嗝，所以在培训过程中汽水是一个必不可少的道具，当无喉的病友难以振动食道的时候，志愿者就会让他们饮用汽水，利用碳酸饮料来促进打嗝，最后逐步控制食道来练习发声。

最开始会学单个音节如"啊""一"等，最后逐步拓展到词汇，最后成句，无喉者练习食道语时每走一步都得依靠努力和领悟，难度不亚于当年婴儿时的咿呀学语。在活动现场，病友们以老带新互相帮助，很快现场充满了高低不一的说话声，声音虽然有些低沉沙哑，但代表了无喉者新生活的开始。

有时候，新声会还会请来省文化馆的声乐老师助阵，教病友用食道语唱粤曲，这也是借鉴了声乐练习中的方法，作为语言治疗物理复声办法的补充。病友原本就喜欢粤剧，现场唱起《帝女花》，让他们的心情变得更加明朗，学习起来的积极性也更高。

"如果技巧掌握得当，基本上3到4个月就能掌握食道语重新发声，但每个人的理解能力和学习能力都不同。"庞艺施说道。

曾先生算是学习得比较快的，在佛山新声会的志愿者的指导下，他学习了三天就掌握了基本的食道发声技巧。如今他可以一边练习，一边帮助其他病友进行训练。在和记者交谈时，他的语音语调非常平稳，可以完全无碍沟通。曾先生告诉记者，电子喉发出的声音很怪，在公共场合使用的话会招来路人奇怪的目光，而食道语就不同了，可以用自己的声音讲自己的话。"现在用食道语感觉和以前一样，和人交流很开心。"

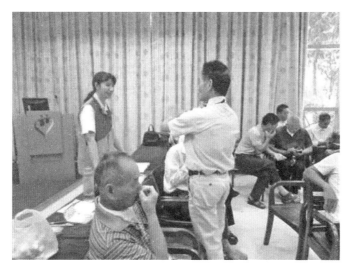

（志愿者在给无喉者做发声训练）

感动、爱心传递无喉者　互助获得新声

转载自《广州日报》2018 年 3 月 29 日第 A20 版

"国内对于无喉者的复声康复起步相对较晚，很多无喉者都不知道可以通过食道语复声，这也是当初新声会成立的目的。"庞艺施称，自 20 世纪 90 年代开始，随着佛山地区全喉手术病友数量的增加，时任佛山市人民医院副院长的王跃建等一批医院领导产生了建立佛山无喉者康复组织的想法。2002 年 11 月，佛山地区无喉患者康复病友会——"佛山新声会"成立。2008 年，佛山新声会就开始定期举办培训课。

目前，佛山新声会有会长、干事、康复志愿者组成的助教、市一医院疗护人员组成的志愿者和顾问团队，还有香港中文大学的教授作为名誉顾问。"我们有很多热心志愿者参与，但缺的主要是康复专业的言语治疗师。"庞艺施表示，这问题其实在国内其他城市也同样存在。需要康复的病人太多，但国内在这方面的起步太晚。如今佛山新声会除了来自肇庆、清远等地区的病友，也有来自湖南、四川的无喉者参与。

为了让更多的无喉者了解到有这样康复的机会，庞艺施等工作人员建立了一个"佛山新声会"的微信公众号，为更多没有办法每次亲自到场参加康复训练的无喉者提供更多的资讯。"我们有计划地根据省高级语言康复师的教学，录制一些视频放到网上，让他们在网上也可以对照练习。"

"没有一个群体愿意脱离社会，我们要通过努力，让这些无喉者得到更多社会的关爱，结交更多的朋友。"作为长期接触无喉者的治疗师，庞艺施深知这一群体的不容易。除了食道语培训，新声会还会为病友提供很多贴心的服务。

新声会不少志愿者和庞艺施一样，了解到无喉者的困难后，走上了帮助他们的道路。庞艺施告诉记者，当初为了让自己学会人为控制打嗝，她从2012年开始练习，前后用了五个多月才打出第一个嗝。"我们希望，这些受助者最终能够回馈社会，让正能量传递下去。"庞艺施称，事实上，许多无喉病友在逐步熟练使用食道语后积极地向新的病友传授经验，这也使得越来越多的人走出了失去喉咙的阴影。目前，佛山无喉复声准导师助教已经超过10名，他们都是无喉病患康复者。

采写：广州日报 编辑：佛山市第一人民医院 摄影：广州日报

无喉也能说话？一则消息让他欣喜若狂，风雨无阻！

来源：佛山市第一人民医院公众网时间：2018-06-15

本站讯 6月12日，台风"艾云尼"肆虐南粤大地后，大量的雨水降临佛山。远在花都市的无喉者黄绵（化名）一大清早冒着倾盆大雨赶路60公里来到佛山市第一人民医院嗓音医疗中心，为的是来见庞艺施老师，学习用食道语发声。

黄绵今年60岁，三年前由于喉癌在广州某院接受全喉切除手术及放射治疗，术后身体恢复状况良好。他术后1个月在病友帮助下使用电子喉复声。黄绵在今年3月份看到《广州日报》的一篇关于佛山无喉者复声的报道《失喉不失语，无声化有声》时，才知道原来无喉者还可以不用电子喉辅助沟通说话，可以练习食道发音近似正常人发音说话。经过几番打听，黄绵知道了来佛山的路线。当黄绵到嗓音医疗中心，得知庞老师正在为声带术后病患复查评估忙碌，想到自己也没有提前预约，就没有急于打扰庞老师，而是安静地在嗓音医疗中心门外候诊区耐心等候，他一坐就是3小时。

中午12:05，忙碌的庞艺施看到在门外等候多时的黄绵感动不已。顾不上午餐，马上为黄绵做食道语发声的入门教学指导和康复护理指导。经过40分钟的指导和练习，黄绵能发出一声"啊"（a）单元音。黄绵兴奋不已，继而又连续练习发出几个单元音。虽然不是每个单元音都很响亮，但是对于黄绵来说却如获珍宝、惊喜不已。其后，庞艺施还为黄绵介绍了广州、佛山两地无喉者康复组织的活动情况和联系方式，希望黄绵多出来和病友交流学习。她再三叮嘱黄绵回家后每天坚持做康复运动和练习。黄绵也表示一定会坚持练习，积极参加广佛两地的无喉者活动。

采写：咽喉头颈外科

编辑：孙凯

后记

佛山新声会是我院 2002 年在王跃建院长倡导下成立的佛山地区第一个无喉者病友会。16 年来提供公益帮助无喉者复声及康复指导 2000 多人次。庞艺施技师 16 年来也是不遗余力推广无喉者可复声及开展无喉康复工作，先后接受《佛山日报》《广州日报》、佛山电视台、广东电视台、香港有线电视等多个媒体的采访，并多次获评院内优秀志愿服务及优质服务奖，2016 年获得市志愿者联合协会颁发的"四星级志愿者"称号。庞艺施现任国际言语语言听力康复协会无喉复声组秘书，广东省残疾人康复协会无喉者康复专业委员。

据了解，像黄绵这样来我院求学的患者 16 年来不计其数，最远的有青岛、大连坐飞机过来的。佛山新声会早已经成为咽喉头颈外科，乃至我院和佛山市的特色品牌。市民大众要了解更多关于无喉康复活动和健康资讯，请关注"佛山市第一人民医院"微信公众号和"佛山新声会"微信公众号。

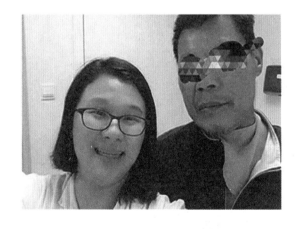

无喉者风雨不改前来学习食道语复声

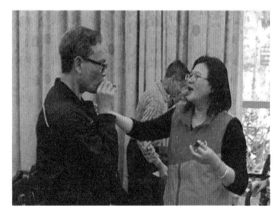

病友会无喉者复声活动上的教学互动

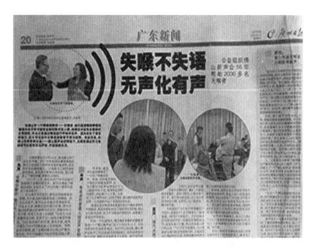

《广州日报》报道

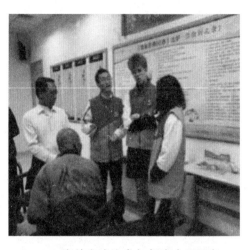

海外交流生参加复声志愿服务

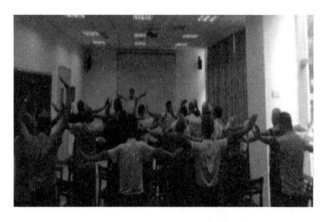

养生大师分享养生保健操

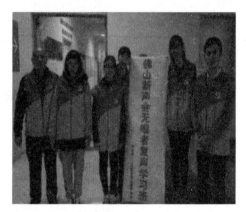

医护志愿者

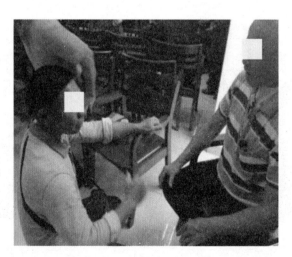

病友分享食道语复声心得

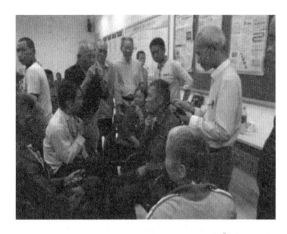

病友分享电子喉复声分享

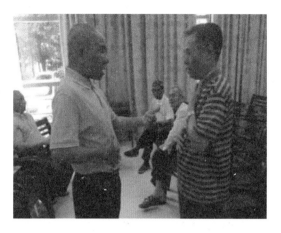

病友充当助教带领大家练习

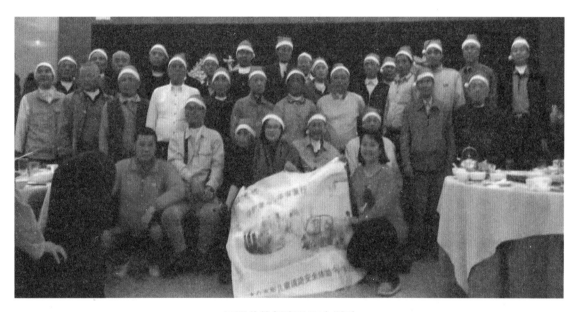

圣诞节的复声及聚会活动

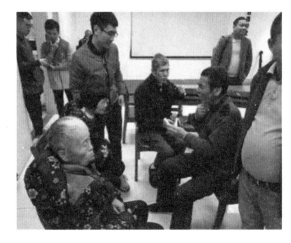

电子喉复声组

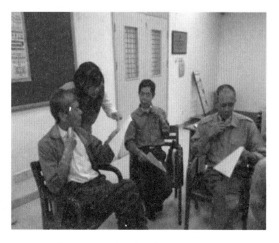

电子喉复声组练习中

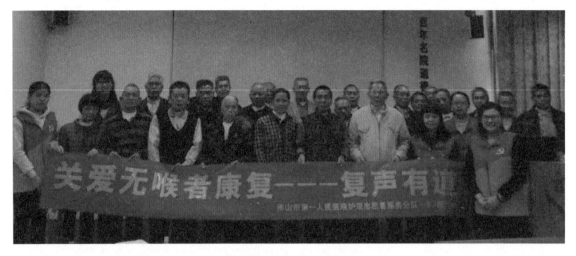

佛山新声会成立 15 周年

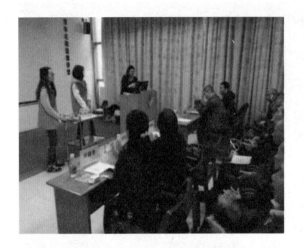

佛山新声会成立 15 周年

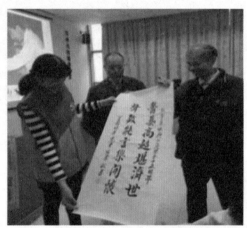

病友现场挥毫献上墨宝

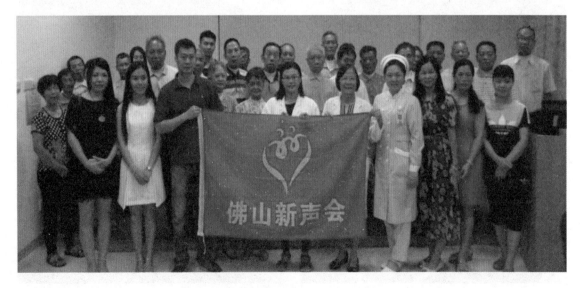

广东省电视台到佛山新声会采访

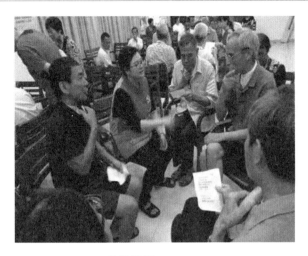

分组练习

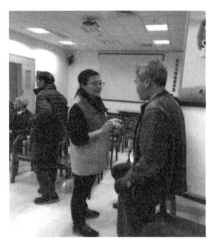

个别指导

参考文献

［1］张奎荣，李春福．喉癌及无喉者的语言重建［M］．北京：文津出版社，1993：118-119.

［2］［日］熊仓勇美，今井智子．发声说话障疑学（第二版）［M］．苏珮甄，译．新北：合记图书出版社，2014.12.

［3］庞艺施，陈伟雄．粤曲元素在无喉者食管语发声训练应用探索［J］．国际医药卫生导报，2017.8.

［4］励建安，陈卓铭．康复治疗技术系列丛书《言语治疗》［M］．北京：电子工业出版社，2019.3.

［5］吴民华，熊明月．汉语喉复声的四种常见方法简介及嗓音特征对比［J］康复学报，2015，25（2）：44-49

［6］肖健香，庞艺施．佛山新声会组织在提高无喉患者生存质量中的应用研究［J］．医学前沿，2013（12）：34.

［7］张奎荣，李春福．喉癌及无喉者的语言重建［M］．北京：文津出版社，1993：118-119.

［8］Daniel R. Boone，Stephen C. McFarlane，Shelley L. Von Berg，& RichardI.Zra-ick、The Voice and Voice Therapy，9e.

［9］罗荣钜．神奇的咽音［M］．广州：广东高等教育出版社，2002.8

［10］冯葆富．冯葆富艺术嗓音医学论文集［M］北京：中央音乐学院学报社，1997.8.

［11］王宝璋．咽音技法玉艺术歌唱［M］．北京：人民音乐出版社，1988.4.

［12］欧阳来祥．吞咽困难评估和治疗临床使用手册［M］．台湾：心理出版社，2008.7.

［13］欧阳来祥．头颈部疾病言语与吞咽障碍临床康复治疗［M］．新北：华腾文化股份有限公司出版，2015.9.

［14］［日］熊仓勇美，今井智子．发声说话障疑学（第二版）［M］．苏珮甄，译．新

北：合记图书出版社，2014.12.

［15］庞艺施，陈伟雄．粤曲元素在无喉者食管语发声训练应用探索［J］．国际医药卫生导报，2017.8.

［16］励建安，陈卓铭．康复治疗技术系列丛书《言语治疗》［M］．电子工业出版社，2019.3.

［17］朱国良，陆书昌．食管发声是无喉者语言康复的首选方法［J］．现代康复，2001，19:68.

［18］周永青，尚耀东，李晓明，等．无喉者言语交流能力的初步调查［J］．听力学及言语疾病杂志，2003，04：249-252.

［19］李采，周梁，季素娟．喉全切除术后食管发声及言语训练［J］．听力学及言语疾病杂志，2007，03：202-204.

［20］吕春梅，屠规益，唐平章，等．喉全切除术后食管语音康复训练［J］．听力学及言语疾病杂志，2004，03：171-173.

［21］吕春梅．食管发声训练对无喉患者生活质量的影响［A］．中国抗癌协会，中华医学会肿瘤学分会．第四届中国肿瘤学术大会暨第五届海峡两岸肿瘤学术会议论文集［C］．中国抗癌协会，中华医学会肿瘤学分会，2006:1.

［22］丁蓓．无喉食管语发声功能的评价［A］．湖北省民政康复医学会．湖北省民政康复医学会第六届学术会议论文集［C］．湖北省民政康复医学会，1998：3.

［23］蔡国英．无喉食管语发声气流分析［J］．听力学及言语疾病杂志，1995，01：10-11.

［24］吴民华，熊明月．汉语喉复声的四种常见方法简介及嗓音特征对比［J］．康复学报，2015，25（2）：44-49

［25］肖健香，庞艺施．佛山新声会组织在提高无喉患者生存质量中的应用研究［J］．医学前沿，2013，（12）：34.

［26］张奎荣，李春福．喉癌及无喉者的语言重建［M］．北京：文津出版社，1993：118-119.

［27］Daniel R. Boone，Stephen C. McFarlane，Shelley L. Von Berg，& RichardI.Zraick.The Voice and Voice Therapy，9e.

［28］罗荣钜．神奇的咽音［M］．广州：广东高等教育出版社，2002.8.

［29］冯葆富．冯葆富艺术嗓音医学论文集［M］．北京：中央音乐学院学报社，1997.8.

［30］王宝璋.咽音技法与艺术歌唱［M］.北京：人民音乐出版社，1988.4

［31］欧阳来祥.吞咽困难评估和治疗临床使用手册［M］.新北：心理出版社，2008.7.

［32］欧阳来祥.头颈部肿瘤言语与吞咽复健手册［M］.台湾：华腾文化股份有限公司出版，2015.3.

［33］张奎荣，李春福.喉癌及无喉者的语言重建［M］.北京：文津出版社，1993：118-119.

［34］［日］熊仓勇美，今井智子.发声说话障疑学（第二版）［M］.苏珮甄，译.台湾：合记图书出版社，2014.12.

［35］励建安，陈卓铭.康复治疗技术系列丛书《言语治疗》［M］.北京：电子工业出版社，2019.3.

［36］翁洁清.两种湿化法在气管切开患者护理中的应用比较［J］.国际护理学杂志，2018(4).

［37］吴绍娴，许荻.恒速泵控制液体持续湿化法在人工气道患者中应用体会［J］.航空航天医学杂志，2010, 21(5):777.

［38］卜祥菊.不同人工气道湿化方法对气管切开病人湿化效果对比研究［J］.世界最新医学信息文摘，2018(1):83-84.

［39］李秀川.气管切开气道湿化患者湿化量的研究［J］.蚌埠医学院学报，2010，35(7):731-733.

［40］莫木琼，王东芳，廖美芳，等.喷雾式瓶装气道湿化方式在喉癌术后气道管理中的应用［J］.中国急救医学，2017(s1).

［41］王文超，张玉侠，顾莺，等.气管切开术后气道湿化的护理进展［J］.护士进修杂志，2015，30(23):2145-2148.

［42］谷红俊，赵珺燕，王巧云，等.气管切开长期带管患者生活质量状态及护理进展［J］.护理学杂志，2008(23).

［43］PL EVA K D，WARD J. Airway management［M］// Bur2ton G，Hodgkin J. Respiratory care :a guideline to clini2cal practice［M］. New York :Lippincott，1997 :5552609.

［44］廖常菊，张会礼，梁玉芬.1.25％碳酸氢钠人工气道持续湿化的效果观察［J］.中国医学创新，2010，7(11):97-98.

［45］章月琴，夏海鸥.气管切开术后气道湿化研究进展［J］.齐鲁护理杂志，

2010，16(20)：46-49.

［46］朱国良，陆书昌．食管发声是无喉者语言康复的首选方法［J］．现代康复，2001，19:68.

［47］周永青，尚耀东，李晓明，等．无喉者言语交流能力的初步调查［J］．听力学及言语疾病杂志，2003，04:249-252.

［48］李采，周梁，季素娟．喉全切除术后食管发声及言语训练［J］．听力学及言语疾病杂志，2007，03:202-204.

［49］吕春梅，屠规益，唐平章，等．喉全切除术后食管语音康复训练［J］．听力学及言语疾病杂志，2004，03:171-173.

［50］吕春梅．食管发声训练对无喉患者生活质量的影响［A］．中国抗癌协会，中华医学会肿瘤学分会．第四届中国肿瘤学术大会暨第五届海峡两岸肿瘤学术会议论文集［C］．中国抗癌协会、中华医学会肿瘤学分会，2006:1.

［51］丁蓓．无喉食管语发声功能的评价［A］．湖北省民政康复医学会，湖北省民政康复医学会第六届学术会议论文集［C］．湖北省民政康复医学会，1998:3.

［52］蔡国英．无喉食管语发声气流分析［J］．听力学及言语疾病杂志，1995，01:10-11.

［53］吴民华，熊明月．汉语喉复声的四种常见方法简介及嗓音特征对比［J］．康复学报，2015，25（2）：44-49.

［54］肖健香，庞艺施．佛山新声会组织在提高无喉患者生存质量中的应用研究［J］．医学前沿，2013（12）：34.

［55］张奎荣，李春福．喉癌及无喉者的语言重建［M］．北京：文津出版社，1993：118-119.

［56］Daniel R. Boone，Stephen C. McFarlane，Shelley L. Von Berg，& RichardI.Zraick.The Voice and Voice Therapy, 9e.

［57］罗荣钜．神奇的咽音［M］．广州：广东高等教育出版社，2002.8.

［58］冯葆富．冯葆富艺术嗓音医学论文集［M］．北京：中央音乐学院学报社，1997.8.

［59］王宝璋．咽音技法玉艺术歌唱［M］．北京：人民音乐出版社，1988.4.

［60］欧阳来祥．吞咽困难评估和治疗临床使用手册［M］．台湾：心理出版社，2008.7.

［61］欧阳来祥．头颈部疾病言语与吞咽障碍临床康复治疗［M］．新北：华腾文化

股份有限公司出版，2015.9.

［62］［日］熊仓勇美，今井智子.发声说话障疑学（第二版）［M］.苏珮甄，译.新北：合记图书出版社，2014.12.

［63］庞艺施，陈伟雄.粤曲元素在无喉者食管语发声训练应用探索［J］.国际医药卫生导报，2017.8.

［64］励建安，陈卓铭.康复治疗技术系列丛书《言语治疗》［M］.电子工业出版社，2019.3.